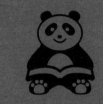

读客®图书

速查速用
值得珍藏

纯食材
配方

很老很老的老偏方
职场疲劳一扫光

医学博士多年精心收集
最古老、最齐全、最安全
巧治职场疲劳的经典老偏方

医学博士 朱晓平 著
(中华人民共和国医师编号：141440000301972)

江苏科学技术出版社

图书在版编目（CIP）数据

很老很老的老偏方，职场疲劳一扫光 / 朱晓平著 .
南京：江苏科学技术出版社 ,2012.5
　　ISBN 978-7-5345-9309-3

　　Ⅰ . ①很… Ⅱ . ①朱… Ⅲ . ①保健 - 基本知识
Ⅳ . ① R161

中国版本图书馆 CIP 数据核字 (2012) 第 071825 号

很老很老的老偏方，职场疲劳一扫光

著　　　者	朱晓平
责 任 编 辑	孙连民
特 约 编 辑	符马活　王唯径　许姗姗
责 任 校 对	郝慧华
责 任 监 制	曹叶平　周雅婷
策　　　划	读客图书
封 面 设 计	读客图书　021-33608311

出 版 发 行	凤凰出版传媒集团
	凤凰出版传媒股份有限公司
	江苏科学技术出版社
集 团 地 址	南京市湖南路 1 号 A 楼，邮编 : 210009
集 团 网 址	http://www.ppm.cn
出版社地址	南京市湖南路 1 号 A 楼，邮编 : 210009
出版社网址	http://www.pspress.cn
经　　　销	凤凰出版传媒股份有限公司
照　　　排	读客图书
印　　　刷	北京盛兰兄弟印刷装订有限公司

开　　　本	680mm x 990mm 1/16
印　　　张	16.25
字　　　数	225 千字
版　　　次	2012 年 6 月第 1 版
印　　　次	2012 年 6 月第 1 次

标 准 书 号	ISBN 978-7-5345-9309-3
定　　　价	29.90 元

如有印刷、装订质量问题，请致电 021-33608311（免费更换，邮寄到付）

目 录

第一章 办公室老偏方，健健康康坐办公室

坐办公室的人，千万别忽视身体，健健康康才是真。

第二章　消疲健脑老偏方，精神好了，干事自信

头脑清醒了，整个人就像充满电一样有活力。

第三章 腰酸背痛老偏方，拥有健康，当然成功

日常体痛可不能掉以轻心，有可能已经步入早衰的行列。

第四章 职场形象老偏方，在形象上绝不减分

职场上混，稍微注意一下身体小细节，一切OK！

第五章 日常内科老偏方，有健康，才有将来

工作再重要，也没有我们的身体重要。

第六章　**特殊职业老偏方，只为特殊的您**

职业可以不由我们选择，健康却一定要由我们做主。

第一章

办公室老偏方，
健健康康坐办公室

坐办公室的人，千万别忽视身体，健健康康才是真。

在办公室里办公的我们，平时缺少运动，工作压力大，每天都在电脑、复印机、空调、电话这些有害的工作设备面前沉浮挣扎，难免患上各种各样的"现代病"。这些病症，最常见的包括"鼠标手"、"空调病"、辐射病、眼干、口腔溃疡等等。虽说是 "现代病"，病理方面却并不新奇。通过一些传统的偏方，同样可以药到病除。本章的偏方中，既有纯天然的食材偏方，也有易学易用的按摩方法。善用这些偏方吧，做健健康康的职场达人！

1. 办公室防辐射，多吃橙子，多喝绿茶

症状：电脑、复印机、打印机、微波炉等电子设备造成的电磁辐射

偏方：每天喝2～3杯绿茶，吃一个橙子。喝绿茶时，同时加入10克黄芪，效果更佳。

　　我朋友的妻子是办公室文员，去年结婚不久就怀孕了。有一天,她看到媒体报道了一个消息：两名长期在电脑等辐射源环境中工作的孕妇产下畸胎……这个报道看得她心惊肉跳，生怕自己的孩子出现问题。她向生过孩子的女同事请教，同事们都建议她去买防辐射衣穿。我朋友一开始听他妻子说起这件事，也挺担心，他想如今的工作和生活环境里，电器越来越多。电脑、复印机、打印机这些自不待言，还有空调、冰箱、微波炉等等，简直是一座"电器迷宫"。用电器越多，电磁辐射也越大，肚子里的小宝宝怎么受得了呢？他越想越担心，赶紧找我来问个究竟。

　　我告诉他这个问题说起来还真有些复杂：人体所处环境的电磁辐射强度超过一定限度时，肯定是会对人体健康产生不良影响。轻者，会导致人体神经功能失调，产生头昏脑胀、失眠多梦、疲劳无力、记忆力减退、心悸等神经衰弱的症状。重者，会增加患癌的几率，并可能引起孕妇肚中的胚胎发育不良,流产率、畸胎发生率升高。由于电磁辐射可能会对人体产生危害，所以联合国人类环境会议早已将之列为"造成公害的主要污染之一"。在医院里，经常接触强辐射的人，比如医院影像科的工作人员，由于接触CT、MRI,

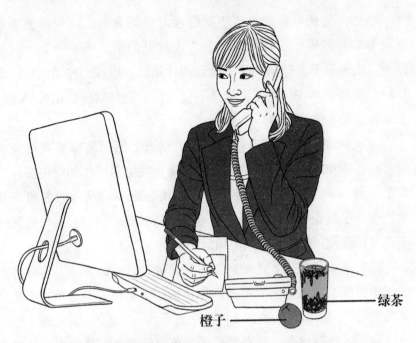

绿茶

橙子

防电脑辐射，每天吃一个橙子，喝两三杯绿茶。

每年都可以享受一个月的带薪"辐射假期"，目的就是尽量减少其接触辐射的机会，避免其产生的危害。

　　不过话又说回来，日常生活中我们接触的并不是CT、MRI这些强辐射仪器，而只是普通电器，它们会不会产生过量的电磁辐射，并对人体产生危害呢？现在科学界的主流观点认为不会，一方面因为每件普通电器在制作时，均经过严格检测，确保其产生的辐射量很小，对人体安全；另一方面，大量的临床研究报告也认为，日常电器并不会对人体产生损害。但是也有学者提出不同意见，认为单件电器虽然产生的辐射量不大，但是如果像办公室里，复印机、电脑、打印机等多台电器同时存在，同时产生辐射量时，这时候的辐射量可能就不一定安全了；有些学者还专门在同一家医院里进行研究，把正常生育的孕妇和那些畸胎、流产、胎儿发育不良的孕妇进行对比，发现后者使用手机、微波炉等电器的频率要比正常孕妇要高。

总之，普通电器的电磁辐射是否对孕妇有害，这个问题还不能说有最终的定论，但如果问我个人意见的话，不怕一万，只怕万一，让他妻子在怀孕期间尽量远离计算机、电视、移动电话、电磁炉、微波炉等各种电器，如果不行的话，提前做点防辐射措施，总是有益无害的。

朋友听完觉得很有道理，说马上就去上网买防辐射服给老婆穿。我告诉他没有必要花这个钱，因为日常电器产生的电磁波能够发生绕射，除非这件衣服能够密密实实地把孕妇从头到脚包裹起来，一个小缝也不露，否则它肯定可以从衣服的领口、袖口任何一个地方钻进去，根本起不到防辐射作用。

朋友又紧张起来，连忙问我还有其他什么好的方法，让他和妻子都不再担心电磁辐射。我告诉他，抵御电脑辐射最简单的办法就是每天喝2～3杯绿茶，再加上吃一个橙子。

他听了怀疑地问，绿茶和橙子真可以防辐射？我解释说，辐射之所以会导致人体损伤，是因为它会产生各种自由基。自由基在体内可引起DNA损伤，造成单、双链断裂以及碱基损伤、DNA分子交联等。研究表明，绿茶里的茶多酚成分能够有效消除上述危害，从而减轻辐射对人体的不良影响。至于橙子的作用，主要是其中富含维生素C成分。每100克橙子含有33毫克维生素C。而药理学研究显示，维生素C有清除自由基的功效，正好能够对抗辐射对人体产生的不良反应。值得提醒的是，吃橙子会比吃橘子要好些，因为后者的维生素C含量大概只有前者的一半左右。

另外，我嘱咐他，如果可以的话，喝绿茶时最好同时加入黄芪一起浸泡，每天冲泡服用10克的黄芪即可。黄芪含有黄芪总黄酮成分，大量研究表明，它对于辐射造成的自由基有强大的清除作用，能够防护辐射引起的细胞DNA链断裂，保护被辐射损伤的脾脏组织、淋巴细胞等人体组织，甚至对于辐射引发的贫血，黄芪亦有治疗的功效。此外，对准妈妈来说，黄芪更是个好东西，要知道很多保胎安胎的方子里，都少不了黄芪。

朋友听了我的话，就经常和妻子一起喝黄芪绿茶、吃橙子。此后，他们定期到医院进行体检，一切都很正常。等到他妻子顺利产下一个八斤重的宝宝，夫妻俩才真的不再担心了。

2. 做做手指保健功，防治"鼠标手"

症状：腕管综合征

偏方：

①使用鼠标一小时后，掌心向上伸直五指，把鼠标放在掌心，五指用力弯曲抓紧，同时腕关节向掌面方向弯曲；五指放开伸展，腕关节再向掌背方向弯曲。一收一放为1次，连续做15次以上。

②在腕关节的腕横纹(注意是掌面下方的腕横纹，不是掌背下方的腕横纹)正中线左右，沿着腕横纹横向揉搓，注意用力要大些，力透深处，揉搓半分钟以上。如有时间，建议亦揉搓前臂正中线的区域。

③工作时，在上述按摩的区域贴一块伤湿止痛药膏。

写字楼的白领们，有没有经常觉得手腕僵直和酸痛？或者手指、手掌，感觉到麻木、疼痛、发冷，甚至夜间因手部的麻木疼痛而惊醒？如果有这些症状，提醒你别把这不当一回事儿，要抽空赶紧到医院做个手部检查，因为你有可能患上"鼠标手"了。

杨小姐在一家外企当综合秘书，要不是上个月遇到的那件事，她压根儿想不到自己的手会出问题。那天晚上，杨小姐像以往那样在电脑前加班，右手长时间握着鼠标。突然，她感觉右手发麻，几乎动不了。连忙放下鼠标，活动了一下手腕，才有所缓和。之后的每天晚上，她都会在半夜里突然醒来，感觉右手很麻木，活动好几分钟症状才消失。但第二天早上起床时，右手的麻木感又回来了。

这还不算完，她渐渐地发现，白天的手麻木也发作得越来越频繁，最后发展到只要右手握鼠标工作十几分钟，就会出现症状，得活动好几分钟才消失。后来，她只好经常用左手来操作电脑，工作效率大打折扣。

杨小姐有点怕了，专门请假到医院看病。医生告诉杨小姐，她可能得了"鼠标手"，建议她去做个肌电图来确定诊断。杨小姐仔细咨询了一下，得知做肌电图时需要把探测针插进手掌，被吓得不轻。这时医生又告诉她，如果确诊的话，可能要通过手术来治疗。杨小姐真的害怕了，拿了检查单就直接走出了医院。回家后她静下心来想了想，觉得问题应该不会那么严重。随后，她来到我的门诊，想看看中医有没有法子把这个病治好。

听杨小姐神色沉重地讲完经过，我也怀疑她的病是鼠标惹的祸，但要确诊的话，还得做个小试验。我让她模仿平常的工作状态，使用我诊室里电脑上的鼠标，自己先去看其他的患者。十分钟后，杨小姐说自己的手开始麻了，我走过去握住她的手，用大拇指紧按着她的腕关节揉搓了几下，她的麻木症状立刻消失了。杨小姐很惊讶，因为平常手麻后，她得活动好几分钟才能复原，这次怎么会如此快呢？

我笑着告诉她，肌电图检查没必要做了，这个小试验的结果，基本就可以确定她得的是"鼠标手"。这是常见的白领职业病，也是现代病的一种，日常大量使用计算机工作的群体是高发群体。有很多玩电脑游戏的年轻人，或者因其他职业原因，需要长期重复同一个手部运动的人，也很容易患病。另外，有资料显示，女性特别容易罹患这个病，发病率是男性的3倍以上。

平时说起的"鼠标手"只是个俗称，专业上一般叫做"腕管综合征"，是由于人体的神经在腕关节处受到压迫而引起的。现在很多上班族都需要长时间打字或使用鼠标，由于键盘、鼠标均有一定高度，手腕就必须背屈成一定角度，这时腕部就处于一种不自然的强迫体位，无法自然伸展。保持这个体位重复地、长时间地操作电脑，手腕关节反复、过度的活动，很容易导致腕关节周围软组织过度劳损，出现水肿，甚至局部组织增生，从而压迫通过腕关节处的神经。而这条神经恰恰是支配控制手指的，所以当神经受压后，轻则导致手指麻木、疼痛，严重的话，甚至可能会出现手指无力、肌肉萎缩呢。另外，值得一提的是，腕管综合征还有个特点：一般引起大拇指、食指、中指这三个手指麻木疼痛，另外两个手指倒较少涉及。

杨小姐听到这里，有点紧张了，问我是不是真要动手术。我告诉她不用着急，她的病症才发作了一个来月，算是比较轻的，目前还不至于要动手术，扎一下针灸也能好。杨小姐连忙摇头，说她最怕扎针了，我说没问题，还有一些更简单的办法可以使用，比如腕部活动操，或者称之为手指保健功：

首先，每使用鼠标一段时间，就要伸直五指，掌面向上，把鼠标放在掌心，五指用力弯曲抓紧鼠标，同时腕关节向掌面方向弯曲；然后五指放开，腕关节再向掌背方向弯曲。如此一收一放为1次，连续做15次以上。

不过这个方法起效会慢些，要更快见效的话，就像刚才我的那个按摩手法，能立刻消除杨小姐这样的手麻。具体方法如下：

伸直五指，掌面对着自己的眼睛，然后弯曲腕关节，即可看到腕关节处有几道腕横纹，左右横向揉搓腕横纹的正中线处，注意用力要大些，力透深处，揉搓半分钟以上。如果有时间，建议将前臂正中线的区域也进行揉搓。

只要患者坚持上述方法，一般是可以痊愈的。因为做这个握着鼠标收放伸屈的动作，能够有效地舒缓腕关节周围疲累的软组织，防止其发生劳损，压迫神经。按摩腕横纹的区域，则能起到即刻松弛局部组织，减轻神经压迫的效果，从而达到治疗目的。

为了加强疗效，我还向杨小姐推荐了一个食疗偏方辅助治疗：

取用瘦肉50克、黄芪30克、当归6克、田七3克、大枣3枚，一起炖汤服用。黄芪、当归这两味药，相信读者朋友都熟知了，两者配合起来，其实被称为"当归补血汤"，是很有名的益气补血方子。很多白领由于工作过于劳累，属于中医所说的"气血虚弱、气虚血瘀"的状况。气虚血瘀，经络不通，就容易发生麻木、疼痛的症状，这个方子既补气血，又活血化瘀，非常对症，而且味道也挺不错。

杨小姐听完，很满意地回去了。一个星期后她来复诊，手果然好多了。我让她继续坚持，另外还可以加多个方法：用普通的伤湿止痛膏药，贴在腕横纹处，以加强局部活血化瘀的效果。两个星期后杨小姐再回来见我，说她的鼠标手已经完全好了。杨小姐还高兴地告诉我，她的同事正好也患上了这个鼠标手，杨小姐把我教给她的方法传授给同事，也同样有效。

不过值得提醒的是，倘若局部组织对神经的挤压较为严重，已经是重度的鼠标手，光靠自我按摩的方法可能就不够了。这时需要去医院接受针刺，乃至手术治疗，以解除神经压迫。所以说，不管什么症状，在初期的时候我们就要足够重视，因为初期永远是治疗的最佳时机。

最后说一句，临床上我发现有些经常手部冰冷的患者，按上述针对"鼠标手"的方法来治疗的话，往往也会取得意想不到的效果。分析原因，应该是这些患者手腕处的神经也受到了压迫，虽然没有表现为手指麻木疼痛的症状，但被压迫的神经却传出信号，使手掌、手指处的血管收缩，这样自然就会手冷了。

3. 电话太多手臂痛，戴个护肘很管用

症状：前臂和手指会出现灼烧样疼痛、麻刺感

偏方：

①肘部佩戴护肘，或者用毛巾缠绕于肘部。

②曲肘后，在肘部内侧摸到骨头突起处，在其周围进行左右及上下深按揉搓法，每次按摩2分钟，每天3次。

随着手机的普及，很多人都会出现一种症状，即前臂和手指会出现灼烧样疼痛、麻刺感，这个症候群俗称为"手机肘"，医学上叫做"肘管综合征"。

邻居家的闺女小莫就曾患上这个病。小莫在一家公司从事电话销售工作，打电话就是她的职业，有时候为了冲业绩拿多点奖金，还要额外加班打电话。这样做了一年多，最近她感觉到每当打电话久了，拿电话的手无名指和尾指就会有些不舒服，有时候疼痛，有时则是麻木感，非要放下电话，休息一会儿，搓搓手指才能缓解。一开始她没有在意，但后来发现，这种麻木疼痛感开始蔓延到前臂处。这几天症状更加严重，只要用右手拿起电话几分钟，她就能感觉到无名指和尾指，乃至前臂处疼痛麻木，还伴随着一种乏力感，似乎手指都不太听自己使唤了。小莫坚持着用左手打电话工作了几天，晚上回到家跟妈妈说起了这事。小莫的妈妈知道我是医生，赶紧带她来我家，让我看看这到底是怎么回事。

我问小莫做这个职业，平时每天大概要打多长时间电话。小莫说少的要六七个小时，加班就不好说了，可能在十个小时以上。我

点点头，叫小莫坐下，模仿一下她上班时打电话的动作。小莫听话地坐在桌前，用肘部顶着桌面，右手握着手机放在耳边。五分钟之后，她告诉我手指开始麻痛了。我让她保持着这个打电话的动作，然后在她的肘关节处捏了两下，小莫惊喜地告诉我，手指的麻痛立即就消失了！我心里有底了，告诉小莫她应该是由于长时间打电话，肘部长时间过度屈曲，导致患上了"手机肘"，专业医学名词则叫做"肘管综合征"。

"手机肘"早期表现往往只是手指麻木疼痛，这和平常所说的"鼠标手"发病症状有点相似。不过两者其实不难区分："鼠标手"一般是引起大拇指、食指、中指这三个手指麻木疼痛，而"手机肘"则一般引起无名指、尾指这两个手指出现不适症状。另外，手机肘主要是由于肘关节长期过度屈曲所导致的，一般多发于长时间打电话者，其他一些职业，如经常抓方向盘的司机、常用电脑键盘者，或者喜欢枕着手臂睡觉的人，也容易患上"手机肘"。

手机肘是怎么回事呢？在我们肘部的内侧，可以摸到一块突起的骨头，叫做肱骨内上髁。这个部位附近有一条"尺神经"经过。当人们屈肘时间过长，比如长时间拿着电话说话、长时间在电脑前工作、长时间开车，甚至夜晚睡觉时姿势不当，均可能使肘部处于过度弯曲的状态。这样的时间久了，就会使尺神经的供血减少，轻则导致麻木、疼痛，甚至乏力感出现。严重的话，肱骨内上髁周围的软组织可能发生慢性劳损，损伤后导致局部组织过于紧密，对尺神经产生挤压、压迫，就会产生尺神经所控制的尾指、无名指以及前臂内侧端的区域，出现麻木、疼痛甚至无力的症状了。压迫严重的话，甚至会导致手部和前臂的肌肉萎缩。我们试想一下，就算是一条橡皮筋儿，长时间处于极限拉伸状态，也会迅速老化，何况是人的软组织呢？

小莫的母亲听了很紧张，连忙问我有什么好方法。我告诉她们不必着急，小莫这病症刚发生没多久，应该还不难治疗。首先可以像我刚才那样在肘部按摩。具体方法是：当手部出现麻木疼痛症状时，在肱骨内上髁周围按压，如果可以找到一个点，深按后能使症状发生变化（减轻或者加重都可以）的话，就在这个点进行左右及上下深按揉搓法，每次按摩2分钟，每天3次。这个方法的作用是加速局部血液循环，改善尺神经的供血，更重要的是通过大力深部揉搓，揉软局部紧张、紧密的软组织，解除对尺神经的压迫。

另外，还有个偏方可以一起使用：工作时在肘部佩戴个护肘，或者更简单一些，用毛巾缠绕于肘部。这个方法的好处是，可以避免长时间处于过度屈肘状态，保证尺神经的供血，也避免了肘部的软组织发生进一步劳损。

此外，我还嘱咐小莫，除了上述措施，近期内一定要注意工作时的窍门。比如最好采用耳机、耳麦来打电话，而不是用手握着电话放在耳边。如果无法做到的话，那么应该注意每次打电话控制在1小时之内，且每过一段时间就换只手来打。还有，其他令肘部弯曲小于90度的活动也应当避免，比如午休时枕着胳膊睡觉就是大忌。有条件的话，还应该经常用毛巾热敷肘部，效果就会更好了。

小莫听我解释完，放心地回去了，一个星期后在电梯里遇到她，问起她的病情，小莫欣喜地告诉我，手臂的症状已经完全消失了。她还告诉我，找我看病的第二天她就向领导汇报了自己的病情，按我的说法跟领导解释了这个"手机肘"的原理，领导倒也通情达理，听完后马上决定对电话改装，让她以后再也不必举着电话来工作了。

需要注意的是，对于轻中度的手机肘患者，通过以上治疗措施，再配合足够的休息，一般可以在一两周，甚至数天内就把病治好。但是严重者，可能就要到医院采取如局部针刺、穴位注射、专业推拿甚至进行手术的疗法，千万不可大意，否则如果引起了肌肉萎缩、手指无力，再治疗就要费老大功夫了。早发现，早治疗，效果好，这句话是永远不过时的。

4．按压一个穴，防治手指痛

> **症状**：桡骨茎突腱鞘炎
>
> **偏方**：找准手三里穴位，先在该点用力按压揉搓1～2分钟，再以该点为起点，以桡骨茎突为终点，按摩两点连线上的前臂肌肉区域5分钟左右。每天至少进行1次，一周为一个疗程。

如今，大屏幕的智能手机越来越受到白领一族的青睐。我的一位朋友，自从买了一部iPhone手机，就深陷其中不可自拔，除了工作、睡觉，平时坐地铁、吃饭、走路，只要有空，他总会拿起手机转动大拇指把玩，连上下电梯的时间也不错过。有时朋友聚会，他看到别人还在用小屏幕的诺基亚手机，总要拿出他的iPhone，眉飞色舞地夸赞这部手机的好处。也因此，他被朋友们称为"iPhone哥"。

突然有一天，"iPhone哥"来医院找我，闷闷不乐地告诉我，最近一个星期来不知怎么回事，他的大拇指突然痛了起来。他自己拿风湿膏药来贴，几乎把大拇指缠成木乃伊了，但疼痛却一点都没有好转。他心里有点担心，就专程请了假来找我看看情况。

我仔细看了一下他的大拇指，不红也不肿，看不出什么问题，就问他究竟是个怎么样的痛法。朋友说平常没事，但只要进行活动就有症状，尤其是把大拇指往上一翘，或者往下一弯曲，就能感到大拇指的根部有钻心的疼痛，搞得他干什么事都小心翼翼，连手机最近都很少碰了。

我听他这么一说，就马上明白了，这哥们得的是一种现代病，可以称之为"iPhone指"，专业医学名词叫做"桡骨茎突腱鞘炎"。前些年这个病有另外一个俗名，叫做"短信手"，当时手机还处于"键盘时代"，那些短信狂人花大量时间用大拇指发短信，天长日久后就会造成大拇指活动时疼痛。现在的智能手机，一般都采用灵敏的触摸屏幕，使用时非常人性化，以单手大拇指即可完成全部操作，加上这些手机功能先进，应用程序很多，人们花费在上面的精力和时间更远超短信时代，如此一来，大拇指的活动频率和活动时间比起短信时代不降反增。过去的"短信手"，也就变成了现在的"iPhone指"啦。

我对这位朋友说，他的准确的损伤部位，其实位于桡骨茎突处。桡骨茎突在哪里呢？其实很容易找，把手自然举起，将虎口处面向自己的眼睛，再把大拇指用力向上翘，就可以看到大拇指根部有一条肌腱明显的凸起，沿着这条肌腱向手腕的方向摸，可以触到一个骨状突起，这就叫做"桡骨茎突"了。此处的深层有一个"腱鞘"，里面有支配大拇指活动的肌腱通过。如果将肌腱比喻为电线里的铜丝，那么电线外面的胶质绝缘层，就可以比作"腱鞘"。平时，大拇指活动时，肌腱就在腱鞘里来回运动，并与腱鞘发生反复摩擦。如果是正常情况下的活动，并不会出任何问题。但如果拇指活动量过大，久而久之，此处就有可能出现慢性损伤，继而发生炎症。这样拇指一活动，就会引发疼痛了。

这里出现了问题，其实可以用一个比较简单的按摩法治理，就是按摩肘关节附近的手三里穴。手三里穴位于手臂外侧、肘关节以下约2横指处。首先用力向深层按压住这个穴位，同时活动大拇指，如发现拇指疼痛减轻甚至消失，则证明穴位已找准。如果疼痛依旧，则可以左右或上下稍微移动手指并进行按压，直到找到一个穴点，按压后活动拇指疼痛就减轻或消失为止。找准穴位后，就用力在该点按压揉搓1～2分钟，然后再以该点为起点，以桡骨茎突为终点，按摩这两点连线处的前臂肌肉区域5分钟左右。一般效果立竿见

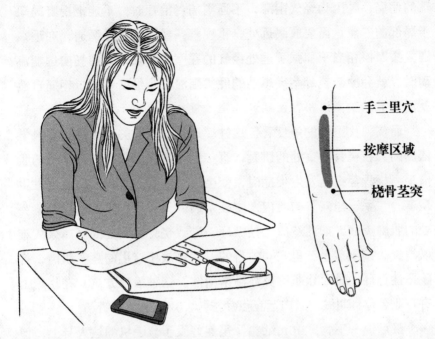

手三里穴

按摩区域

桡骨茎突

巧妙按摩臂前肌肉，手指疼痛很快治好。

影，很快就能治愈。

我跟朋友一边解释，一边顺手在他身上演示操作了一下，几分钟的按摩下来，朋友再试着活动手指，果然转动自如，毫无障碍。这回他可服了，翘起刚治好的大拇指对我赞不绝口，说这回可真亲眼见识到中医的神奇了。

我提醒他别高兴得太早，回去后还得继续自行治疗几天，每天至少治疗一次。同时注意，治疗期间拇指活动不要太频繁，这样一般一周左右即可完全治愈。他连连点头答应，回家之后按着我的方法去做，也尽量不在无聊时用手机打发时间。几天后接到他的电话，说拇指原先的症状已经完全消失，没再复发了。

明明是手腕的毛病，为什么要在几十厘米开外的"手三里穴"进行治疗呢？在中医理论里，这叫做"远端取穴"。中医认为，局部的疼痛，是因为经气阻滞，不通则痛。治疗时，不能把视野局限于局部的疼痛，而要放眼远处，重视整条经络的气血畅通。在远端取穴按摩，相当于加强了远处经气的强度。当强大的经气向远端流动时，就会冲破桡骨茎突患处的经气阻滞，令经络畅通，疼痛自然就消失了。

而从现代医学的角度看，这种"远端取穴"的思维也是有科学依据的。在桡骨茎突处的肌腱，直接连接着"手三里穴"附近的肌肉。当桡骨茎突处发生炎症时，就会导致"手三里穴"的肌肉发生痉挛。"手三里穴"的肌肉发生痉挛后，又会反过来加剧桡骨茎突处的肌腱炎症，如此造成恶性循环，导致桡骨茎突处的疼痛久久难以消失。按压"手三里穴"的目的，就是放松这里的痉挛肌肉，打破恶性循环，进而让肌腱炎症渐渐消散。这种治疗方法，在临床上有专业名称，叫做"肌肉起止点疗法"，效果非常不错。

最后说一下，"iPhone指"虽然好发于玩手机的达人身上，但经常使用大拇指活动的其他人群也有可能出现。另外，此病在早期及时治疗并不困难，但如果久久得不到正确治疗，桡骨茎突处就有可能出现软组织的粘连，严重挤压局部的肌腱、神经，这时候只用以上方法效果就不理想了，可能需要通过专业的针灸、推拿，甚至手术治疗方能去除病患。

🐼 5. 戴耳机引起耳鸣、头痛，银杏茶让您快乐无忧

症状：长期佩戴耳机造成的耳聋、耳鸣、头痛、头晕等症状。

偏方：

①张开口，用手指不断按压耳屏前方的凹陷处，按压2～3分钟后，再用手掌心在耳道口连续做一压一松的动作3分钟，每日进行3次。

②每天取干的银杏叶3片，泡茶饮用。

③戴耳机听音乐的同时嚼口香糖，或者吃点零食。

现在有许多白领，上下班的途中，总喜欢戴着一对耳机听音乐。这样做看上去挺有范儿，但危害其实不少。它会分散人的注意力，导致意外事故的发生。据美国一个研究团队的统计报告显示，仅2004年就有16名佩戴耳机步行的人在交通事故中丧生或重伤，到2011年时这一数字增加到47人，增幅很大。至于骑车时戴耳机，事故发生的几率和严重程度，只有更高。美国甚至有议员提出，要通过立法来禁止这种行为，以减少意外发生的数量。

也许你觉得交通事故的发生几率极低，怎么也轮不到自己。即便如此，长期用耳机听音乐还会损害耳朵的听力，导致耳聋、耳鸣，甚至引起头痛、头晕、失眠等等疾病。这种危害出现的几率就大得多了。

我认识的一位年轻人小陈最近就吃到了苦头。因为刚出来工作薪金较低，他在市区工作，住在房租便宜的郊区。由于路途遥远，

17

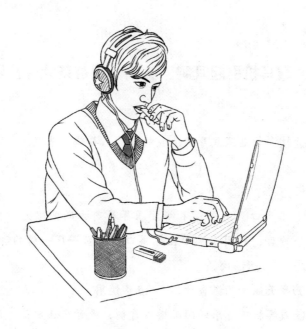

戴耳机时嚼东西可以保护听力。

每天上下班花在地铁、公交车的时间加起来起码有两个半小时以上。为了打发时间，他上下班时都经常戴着耳机听歌，回到家躺在沙发上看书时也经常戴着耳机。结果不出半年，他就发现耳朵出了问题，经常出现嗡嗡嗡的声音，听力好像也下降了，还经常头晕、头痛。这种情况维持了一个星期还没有好转，小陈以为是上班太累导致的，专门请假休息了两天，结果症状依旧。这下他有些害怕了，赶紧来找我看病。

我告诉他，佩戴耳机这种事，必须有个度。耳机直接插入耳孔，声音不易扩散，接触时间过长、音量过大，就会使听觉系统受到损害，严重起来，甚至可能导致耳聋。有学者专门做过研究，发现如果每天用耳机听音乐3小时以上，每周听4～6天，持续一年以上的话，即便患者自身还没有出现症状，但采用仪器测试听力，就能发现他们的听力全都已发生损伤，损伤程度竟然和长年在充满噪音

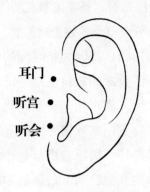

多按"耳前三穴"，改善耳内血循环，可提高听力。

的车间里工作的人员相近！小陈听了我的话，露出了吃惊的表情，连连表示以后再也不敢用耳机了，又问我有什么好方法治疗耳鸣。我笑着说，也不必因噎废食，等这个病治好后，耳机还可以继续听，但是使用要得法。每天听耳机最好不要超过1小时，且音量不可过大，以听些轻音乐或古典音乐为宜。听耳机时，可以嚼一下口香糖，或者吃点零食。研究发现，戴耳机时嚼东西，内耳测量到的声音压力会降低，从而达到保护听力的效果。这与飞机起降时吃点东西或者咽咽口水，就能缓解耳朵疼痛是一样的道理。

至于他的耳鸣，幸好他来看病来得早，从出现症状到现在才一个星期左右，用以下两个小方法估计就能治愈了：

第一个方法是：张开口，在耳屏（俗称小耳朵）前就可以摸到一个凹陷处，用手指在这个凹陷处不断地挤压2～3分钟，然后再用手掌心在耳道口连续地做一压一松的动作3分钟，每日3次。

耳屏前的凹陷处其实是中医针灸学中的听宫穴，听宫穴垂直稍微往上一点就是耳门穴，往下一点则是听会穴。这三个穴合称为"耳前三穴"，有助于改善耳内血循环，促进听觉功能恢复，是针灸学治疗耳朵疾病几乎必用的穴位。由于耳前三穴挨得非常近，用手指在耳屏前凹陷处按摩时，基本上就把三个穴位都刺激到了。

第二个方法是：每天取干的银杏叶3片，泡茶饮用。长期佩戴耳机之所以会造成听力损伤，是因为长时间的噪音会引起内耳微循环障碍，还导致耳蜗产生大量的氧自由基，继续对听觉功能结构产生损伤。而传统医学认为，银杏叶具有活血化瘀的功效。现代药理研究则证实银杏叶中含有黄酮甙和银杏内酯等有效成分，具有保护血管内皮功能、改善微循环、清除自由基等作用。目前，已有多种以银杏叶为原材料制作的注射针剂、口服药物应用于临床，其治疗耳聋、心脑血管疾病的效果是值得肯定的。

小陈听了很是高兴，按我介绍的方法回去试了一个星期，他耳鸣的情况就明显好转，两周后就已完全治愈。有过这次教训，小陈不但自己注意合理用耳，遇到整天戴着耳机听音乐的同事，他还会上前劝说人家，并向他们介绍我的方法。

需要提醒的是：银杏叶不建议从路边银杏树上摘采，原因是未加工过的银杏叶本身就具有一定毒性，而且路边的树通常会被管理部门喷洒上农药，直接饮用的话对身体可能反而有害无益。而中药房里出售的银杏叶经过科学加工，已基本去除了毒性，使用起来非常安全，而且价格也很便宜。

6. 佩戴小香囊，"空调病"不用慌

症状：密闭空调环境引起的反复呼吸道感染

老偏方：将等量艾叶、冰片、藿香、佩兰、薄荷烘干，混合后磨成细末，取5克磨好的细末用薄棉布装好，即制成中药小香囊。白天将香囊佩戴在脖子上，不定时拿起来用鼻子嗅吸，晚上可取下放在枕头边上。待药粉气味变淡，再重新装入新药。

空调，可以说是上班一族又爱又恨的东西。人们喜欢它，是因为它能在炎炎夏日送来一室清凉，使工作环境更舒适。人们厌恶它，则是因为空调在调节气温的同时，还会带来很多副作用，最常见就是人们经常提到的"空调病"。

邱女士在一家广告公司做文案策划。每逢炎炎盛夏，公司的办公室就会关紧窗户，把空调从早开到晚。空调送来的风虽然很清凉爽快，但由于门窗紧闭着，办公室面积又不大，邱女士待久了就觉得憋气，想打开窗户透透气吧，没开多久被路过的领导看到，就批评了邱女士一顿，说她没有节俭观念。被训过一次后，邱女士再也不敢偷偷开窗了。但在这样的环境下工作，年纪较大的邱女士很容易就患上感冒。她知道自己的体质差，上班时总会多穿几件衣服，但感冒还是反复地来。这两天她又犯病了，自己吃了感冒药没见好，于是来找我开中药治疗。

我帮邱女士检查了一下，只是普通感冒，告诉她不必担心，吃点中药很快就能痊愈。为她开药的时候，邱女士顺便聊起了自己反

复感冒的烦恼，问我有什么办法能够预防。我告诉她反复感染的原因是"空调病"，要知道密闭的空调环境很有利于细菌和病毒的传播：一方面空调房里都是门窗紧闭，空气只在房内进行循环流动，房间里只要有一个人感冒，身上带"毒"，他身上的病毒或细菌很快就可以借助空气传播给房间里的其他同事；另一方面，很多空调机内部管道可能长期都没有清理，里面早已滋生了大量的病原体，这样当空调机一开，病原体就会随着徐徐的凉风散布于整个房间。此外，空调房里除了温度低，空气也会比较干燥，这都会使人体鼻腔的免疫防御功能下降，这样如果免疫力本来就差，自然病毒细菌就容易通过鼻腔进入呼吸道，最终就会导致感冒了。

邱女士听完，说她完全明白了。他们公司用的是柜式空调，办公室又小，无怪乎自己会反复感冒。不过他们公司下个月就要搬家了，要搬去一个大型写字楼，办公场地大了几倍，用的还是中央空调，到那个时候应该就不会那么容易感冒了吧！

我告诉邱女士，照她的体质看，前景也不容乐观，中央空调其实并不见得比柜式、窗式空调好多少。早在1976年7月，美国费城一间旅馆内举行了一次退伍军人会议，期间近200名与会者患上一种前所未见的肺炎和呼吸道感染病，最终导致29人死亡。后来人们经过几个月的调查，耗费200万美元，才发现原因是旅馆的中央空调多年未经清洗，滋生了一种叫"军团菌"的细菌，这个致命的杀手沿着中央空调的管道蔓延至整个旅馆，最终导致了惨剧的发生。

邱女士听完，脸上显出悲观的神色，说自己的身体本来就差，要提高免疫力又不是一天两天的事，如果上班关空调吧，同事们又不愿意，这样下去，岂不是整个夏天自己都要在反复感冒中度过？我告诉她办法是有的，体质确实不能够短期内提高，但可以用一个简单而又雅致的方法来迅速解决邱女士的烦恼，那就是佩戴"香囊"。邱女士一听是香囊，就问是不是端午节的那种，里面装着雄黄的？我告诉她，形式上差不多，只是里面装的东西有点儿不同。

这个偏方香囊，要取等量艾叶、冰片、藿香、佩兰、薄荷烘干，混合后磨成细末，取5克磨好的细末装入一只薄棉布制的小布袋里，即制成中药小香囊。白天将香囊佩戴在脖子上或者装在前胸的衣袋里，总之是放在尽量离鼻子近的位置，并注意不定时地把香囊拿起来用鼻子嗅吸，晚上可取下放在枕头边上。待药粉气味变淡，再重新装入新药。如此每天进行，就可以有效预防感冒反复发作了。

佩戴香囊，是我国一种非常古老的习俗。在古代，香囊除了有类似今天的香水般的功效外，其实还有药用价值。佩戴香囊来防疫辟秽，预防外邪之气入侵体内的方法有着悠久的历史，早在马王堆汉墓中出土的文物中，就有装有佩兰等中药的辟邪香囊。在端午节给小孩佩香囊以辟邪驱瘟，祈福平安的习俗亦是源远流长。这里介绍的偏方香囊中，艾叶、冰片、藿香、佩兰、薄荷这些中药均有明显的芳香辟秽作用。现代药理研究证实，这些药物所含的桉树脑、龙脑、薄荷油等挥发类成分，能够抑制病毒、细菌等多种病原微生物，且对机体免疫功能也有一定的调节作用，提高呼吸道黏膜上免疫蛋白的数量，从而减少感冒的发生率。现代的研究者还把这个方子专门在容易犯感冒的幼儿园孩子身上作过临床试验，一部分孩子佩戴这个偏方香囊，另一部分不戴，最后总结疗效发现，戴香囊用药组感冒的发病率，要比不戴香囊的孩子们低上一半！而且研究还发现，佩戴香囊的孩子们在感冒后的痊愈速度也要快上几乎一倍。

邱女士听完我的解释之后，对于佩戴香囊这条偏方非常感兴趣，请我立即给她开些偏方里的中药，回到家她马上就连夜加班，缝一个漂漂亮亮的香囊。我提醒她，香囊的作用主要在于治疗，所以制作所用的布料密度不能过高，也不能太厚，否则不利于药效挥发。我还提醒她，在空调房里可以适当使用加湿器，既然干燥是导致疾病的原因之一，那么改善湿度当然就没错了。

秋天时我又见到了邱女士，这回是她带了一位朋友来找我看病。我问她近期身体的情况，邱女士说自从戴了我教给她的香囊后，她几个月来只感冒过一次，比起以前每过一两周就头痛脑热一次的情况好了太多。她还把这个方法推荐给公司的同事，现在几乎每个女生都在办公桌上放一只香囊，一上班就戴着，连几位男同事也受她们影响，让她们帮着做香囊呢。

这里，我还想提醒一下，其实香囊不仅是在有空调的办公室里适用。像私家汽车、公交车、地铁这些交通工具，在夏天也是长时间紧闭窗户，长开空调的，而且空间面积比办公室更小，更容易导致感冒的发生。在这些环境中，不妨也试试用一下这个偏方香囊。

7．每天按压甜美穴，甜美地远离烟瘾

症状：烟草依赖症

偏方：

①上午、中午、晚上各按摩甜美穴1次，每次10分钟以上，至局部有酸、痛等轻微不适感为佳。在有吸烟欲望时，亦应加强按压甜美穴处。

②不按摩时，在甜美穴处贴上膏药或小磁铁片。

虽然吸烟有害健康，已经是众所周知，可还是有很多人烟不离手。为什么呢？因为从心理上，很多人把吸烟当做缓解压力的一种手段，尤其是上班族，在巨大的压力下往往容易迷恋香烟，成瘾后已经成为烟草依赖症。一旦停止吸烟就会产生精神、心理上的渴求，坐立不安，注意力不能集中。只有重新抽上几口烟，让这种渴求得到满足，身心才能重新调整到平衡状态并产生快感。

我就认识一位典型的烟草依赖症患者罗先生，他是一名平面设计师，平时烟瘾特大，工作稍不顺心，就点上一支；集中思考方案时，也点上一支；有时通宵加班，没有烟根本撑不下去，一夜能抽三四包。用他的话来说，一天没烟简直就活不下去了。

罗先生何尝不知道吸烟对身体的危害比较大，心梗、中风、冠心病、肺气肿，甚至癌症，这些烟草可能导致的大病他还没有经历过，但吸烟引发的慢性咽炎、反复感冒他却早已深有体会。他也想把烟给戒掉，可用了好多办法也没有成功。有段时间为了戒烟，他拼命吃零食，结果体重上去了，烟还是照样吸，逐渐就对戒烟失去了信心。

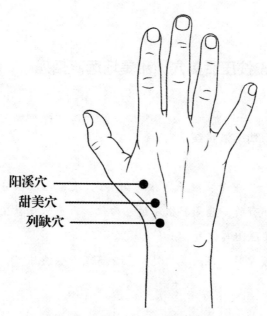

阳溪穴 ————
甜美穴 ————
列缺穴 ————

甜美穴是进口回国的"外国偏方"。

戒烟的方法不少，但要说到易于坚持，实施简便，还真的不算多。我后来教给罗先生一个办法，还真让他戒掉了烟。这个办法就是按摩甜美穴。这个穴位于腕关节处，在阳溪穴和列缺穴之间的中点，按压能感觉到有个小凹陷，并有明显压痛感。阳溪穴定位很容易，手拇指向上翘时，可以看到或摸到有两条肌腱显现，在这两条肌腱之间的凹陷中心处，就是阳溪穴。在找到阳溪穴后，手指先按在阳溪穴处，然后手指在皮肤上向手臂方向滑动，约滑动1～2厘米，指下就能感觉一个硬硬的骨性突起（桡骨茎突），这就是列缺穴了。确定了阳溪穴与列缺穴，甜美穴就很容易确定了。

具体操作如下：

1.上午、中午、晚上各按摩甜美穴1次，每次10分钟以上，至局部有酸、痛等轻微不适感为佳。在有吸烟欲望时，亦应加强按压甜美穴处。

2.不按摩时，可取一块风湿膏药（牌子不限，以自己贴上去皮肤感觉最明显的那一种为选择对象），剪成1x1厘米大小，贴于甜美穴处。左、右手交替，如第一天贴左手的甜美穴，第二天则贴右手的甜美穴，以免常贴于一处，引起局部皮肤过敏等不适。每次贴6小时，更换新的风湿膏药，每天至少贴两次，即12小时。如对风湿膏药过敏，可取一块小磁铁片，约1x1厘米大小，用胶布固定在甜美穴处，其他做法同上。

这个按摩穴位的方子其实是一位老外发明的。美国俄亥俄州的一名医师欧尔姆（Olms），在学习了中国针灸理论后成为了一名针灸医师，经过了长期临床实践后，他在上世纪80年代发表文章，公开介绍了用这个穴位进行戒烟的方法。由于患者成功戒烟后能够过上"甜美"的生活，所以欧尔姆医生将它命名为甜美穴。甜美穴戒烟这个方法后来引入了我国医学界，其疗效同样得到了大量的临床验证。因此，这个方法，也可以算是中医出口至国外，被老外消化吸收并发明创造，最后进口回国的"外国偏方"。

吸烟者之所以难以戒烟，从病理上来看，主要原因在于烟草里含有的尼古丁成分进入脑部，与中枢的阿片类受体相结合后，能够产生一种愉快欢欣感。原本人体大脑中枢自己也会产生阿片类物质，与中枢的阿片类受体结合，在长期吸烟后，由于从外界可以源源不断地输入尼古丁与阿片受体结合，中枢自身产生阿片类物质就变得没有必要，渐渐功能下降、退化了。这有点儿像以前我们都是用手来写字，电脑出现后很多人习惯了用电脑的拼音输入法、五笔输入法来打字，结果慢慢就提笔忘字，用手写字的能力严重退化一样。

由于大脑生产阿片类物质的能力退化，长此以往，中枢就对外界输入的尼古丁产生了依赖，一旦哪一天突然停止吸烟，自身的阿片类物质又分泌不足，大脑中枢无法得到满足，患者就会出现心情烦躁、坐立不安、出汗、心慌等不适，忍不住只好到处找烟抽，导致戒烟无法成功，在医学上，这种现象叫做"戒断综合征"。罗先生说，有一天加班到深夜后，突然发现身上没有烟，附近又没有通宵营业的7-Eleven便利店，只好把烟缸里的烟头拣出来，一一剥开取出烟丝，自己卷了几支，这才渡过难关。我还听身边有烟瘾的人说过，在没有烟草的时候，曾卷过树叶来吸的经历。总之，上瘾后的烟民，由于在大脑中枢对烟草产生了依赖，所以要想戒烟，确实存在一定的难度。

刺激甜美穴就是针对"戒断综合征"来达到戒烟的目标的。研究发现，刺激这个穴位后，能够刺激、诱发脑中枢自己产生阿片类物质，这样在停止吸烟和供应尼古丁后，脑中枢内能够通过自产的阿片类物质得到满足，从而使"戒断综合征"的症状减轻，抑制抽烟的欲望，从而最终达到戒烟的效果。

用甜美穴来戒烟，如果在治疗后第二天再吸烟时发现烟味变苦、变淡、有霉味的话，戒烟效果就会很理想，一周左右就能戒烟成功。一般来说，吸烟者的烟龄越短，每天吸烟的数量越少，这种烟味改变的反应就越容易出现，戒烟的成功率也越高。如果这样的反应不强，也不必灰心，在这个方法的配合下，坚定戒烟的愿望，每天渐渐减少吸烟的量，坚持1个月左右，大多数人也是能够成功的。

虽然甜美穴帮助过不少烟瘾患者戒烟，但要强调的是，戒烟能否成功，戒烟者的主观意志永远是最重要的。任何戒烟的方法都是一种辅助性治疗，只有在自己有坚强戒烟愿望的基础上，戒烟方法才能起到良好的效果。要坚定自己的戒烟愿望有多种办法，如主动了解吸烟的危害，多看看吸烟对身体器官损害的照片（在网上一搜索就能看到）等，另外还应注意清洗带烟味的衣被，尽量不与吸烟者在一起，避免烟味刺激。只要做到这些，戒烟并非"不可能完成的任务"。

8. 防治吸入二手烟，喝杯好茶就没事

> **症状：** 烟毒侵袭（吸烟、二手烟、厨房油烟等引起）
>
> **偏方：** 取黄芪10克、枸杞5克、甘草5克、绿茶包一个，
> 四者放入杯中，冲入沸水，加盖后浸泡10分钟后饮用，每天
> 进行，可解烟毒。

　　虽然公共场所禁烟令已经颁布有几年了，但客观地说，实施效果差强人意。比如许多单位的办公场所，还是有不少烟民一边上班，一边吞云吐雾，其他不吸烟的同事碍于情面，也不好强硬制止，往往都采取了容忍的态度，忍气"吞烟"。

　　我的一个堂妹就是这样。她工作的单位烟民比较多，会也多，每次公司开会对她来说都像受罪，因为要被迫吸入大量的二手烟。本来她自己身体就不太好，呼吸道经常发炎，所以每次开完会，好长时间都不舒服。她自己胆子小，就只能向同事们抱怨，希望有人去劝说，可吸烟的基本都是公司领导层，大家怎么敢正面提这种意见呢？再说，大多数人觉得这并不是个大问题，反而说她太敏感了。面对这种情况，堂妹只好向我求助，看有没有办法缓解一下。

　　她先是问我，网上都说二手烟的危害比一手烟还大，这是真的吗？吸多了会不会得肺病？我告诉她确实如此。一方面香烟都有过滤嘴，吸烟者起码有个过渡嘴阻挡一部分毒素，而吸二手烟的人可就完全没有任何保护了；另一方面，研究发现，二手烟中包含4000多种有害物质，其中包括40多种与癌症有关的有毒物质。而且在二手烟中，许多化合物的释放率还高于吸烟者吸入的烟气，如焦油和

29

烟碱，二手烟要高2倍，亚硝胺(强烈致癌物)更是高将近50倍。所以才说，吸二手烟对身体的危害甚至比吸烟者更大。

世界各国的研究报告均指出，吸二手烟会使哮喘、肺气肿、中风、心梗等重大疾病的发生率上升，甚至有学者认为：不吸烟者如果和吸烟者在一起生活或者工作，每天闻到烟味15分钟，时间达到一年以上，受到的危害就等同吸烟了。

堂妹听到这里有点紧张了，问我怎么办，她总不能戴着防毒面具开会吧！我能理解她的心情，像她这样普通的办公族，太多事情都无可奈何，只能自己尽量去缓解和防范。我推荐给她一个解烟毒的偏方：取黄芪10克、枸杞5克、甘草5克、绿茶包一个，四者放入杯中，冲入沸水，加杯盖后浸泡10分钟后饮用，反复浸泡至无味道为止，每天坚持进行。

香烟之所以对人体危害这么大，主要是因为香烟的烟雾中含有大量自由基。这些自由基可以直接或间接攻击黏膜、损伤细胞，并氧化和破坏人体超氧化物歧化酶（SOD）的分子结构。SOD是一类存在于细胞内的金属酶，能催化自由基发生歧化反应，是机体内自由基的清除剂，具有很强的抗氧化作用。它的活性一旦被氧化和破坏，身体对于烟草毒性的天然抵抗力就会受到严重削弱。而药理研究显示：黄芪、枸杞、甘草，以及绿茶里含有的茶多酚，均有提高SOD活性，促进加快氧自由基清除作用的效果。因此，这个偏方可以放心使用，会有不错的解烟毒效果。

堂妹听了我说的办法，在办公室里一有空就泡杯黄芪茶喝，坚持一段时间后，她再开会时闻到二手烟，喉咙、鼻子就没那么难受了。她还把这个偏方介绍给其他怕烟的同事，采用的人很多。后来这件事传到领导那里，领导并没有因此为难她，还问她要了偏方的操作方法，打算让家里人也试试。

这个方子除了可以解烟毒，还可以解厨房油烟毒。烹调油烟是我国饮食业人员、家庭妇女高频接触的一种室内空气污染物，这与我国特有的烹饪习惯有关。随着餐饮业的发展，油烟污染日益严重。但一般人可能不知道，烹调油烟其实和香烟烟气一样，内含有BAP、挥发性亚硝胺、杂环胺类化合物，这些都是致突变、致癌的物质，会造成体内细胞的氧化损伤。有研究专门对厨师、家庭妇女和没有油烟接触的人员进行了DNA检查，结果表明厨师和家庭妇女的氧化性损伤指标明显高于无油烟接触的人员。多项研究也表明，即便没有吸烟的习惯，但如果长期吸入烹调油烟，也会增加患癌症的几率。所以，家庭妇女、厨师都要注意保重身体。有空不妨也泡上一杯黄芪茶，轻轻松松解毒吧。

9. 电脑引起干眼症，请用枸杞菊花茶

症状：电脑干眼症

很老很老的老偏方：

①取枸杞10克、菊花8朵，用开水冲泡5分钟，先熏眼，再饮用，每日3次。

②取新鲜蜂蜜100毫升、纯净水300毫升，调配成1:3的蜂蜜稀释液，装入经过消毒的容器中，每日滴眼3次，即可缓解。

③经常按压三阴交穴。

黄女士是一位杂志编辑，日常的工作就是对着电脑写稿、校对，年青的时候身体强壮，还不觉得什么，现在年纪大了，发现岁月不饶人，最典型的变化就是对着电脑时间一久，眼睛就会觉得很干涩，疲劳，看东西也变得不清楚，非要休息一段时间才能缓解。这个状况严重影响了她的工作效率，怎么办呢，黄女士先是用热毛巾敷眼，又买了眼药水来滴眼，这些方法一开始还有效，但用久了就渐渐不大好使了。黄女士的一位朋友曾在我这里看病，听说了这回事，就介绍她来我的门诊看看。

听黄女士介绍完，我基本就心里有底了。从中医理论看来，黄女士的干眼症与年纪大、肝肾阴虚有关，阴液不能滋养于眼，就会发生眼干、疲劳。而从现代医学的角度看，她的病与其自身的职业有关，一天到晚对着电脑，工作时精神集中，眼睛长时间不离开屏幕，时间一久，就患上了"电脑干眼症"，医学专业上则称之为

"视频终端综合征"。这个病主要跟使用电脑时很少眨眼有关。平时，我们每个人都会自觉不自觉地眨眼睛，可别小看眨眼这个小动作，它其实是一种眼球保护性动作，可以让泪腺分泌的泪水均匀地分布在眼球表面，保持眼睛的湿润，还可以让眼部肌肉得到暂时的休息。像黄女士之类的职业人士，工作时一直盯着电脑，由于聚精会神，眼睛就会长期保持着睁大状态，而很少有眨眼动作。眼睛长时间睁着不眨，就会令眼球表面的水分不断蒸发，眼球表面补充水分的机会也少，这样眼睛能不干涩疲劳吗？

考虑到黄女士还要从事现在这份职业很多年，我向她推荐了几个天然安全的偏方，有利于长期使用：

1.枸杞菊花茶：取枸杞10克、菊花8朵，用开水冲泡5分钟左右后打开杯盖，把眼睛凑到杯口，先睁大眼睛，让水蒸气来直接熏蒸眼球数秒钟，再闭上眼熏蒸数秒，如此反复熏蒸至无水蒸气散出为止，然后饮用枸杞菊花茶。每天使用至少3次，尤其在看电脑一段时间后使用效果最佳。不过，这个方法使用时要注意，熏蒸眼睛时水蒸气不能太烫，以免造成不必要的烫伤。

这个方法早在清代陆定圃所著的《冷庐医话》中就有记载，现在看来它依然很有道理：水蒸气能给干涩的眼球直接补充水分，润湿眼球表面。热水汽熏蒸还能够加强眼周的血液循环，放松紧张的眼部肌肉，缓解疲劳。至于枸杞、菊花，那是中医学里出了名的"明目"之品，通过熏蒸，枸杞、菊花的成分就能够直接作用于眼球处。药理学研究发现，枸杞含有一种物质，能够促进泪腺分泌出油脂类的成分，混杂在泪液里，这个油脂分布到眼球表面后，就能起到"隔水保湿"的功效，减少眼球水分的蒸发；而且枸杞含有丰富的类胡萝卜素，有保护视力之效。至于菊花，药理学研究亦发现它有抗氧化、保护眼球细胞、预防白内障等眼病发生的作用。

2.蜂蜜滴眼液。制作方法如下：取纯净的新鲜蜂蜜100毫升，加入300毫升的纯净水，配成1:3的蜂蜜稀释液，装入干净的瓶子里密

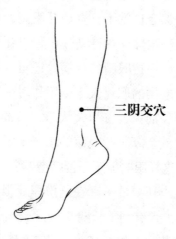

三阴交穴

常按三阴交穴，就不容易出现眼干。

封，然后将密封的瓶子放入锅中加水煮30分钟，以进行充分消毒。再取一个空的眼药水瓶，将消毒后的蜂蜜液吸入眼药水瓶中备用。使用时滴数滴于眼中，每日滴3次即可。

蜂蜜是一种胶质状高渗性溶液，滴入眼后能迅速在眼角膜表面形成一层保护膜，对角膜起到滋润作用，并能够减少眼睛水分的蒸发，达到预防电脑干眼症发生的作用。且蜂蜜还具有一定的消炎、解毒效果，对疲劳的双眼十分有益。

3.经常按压三阴交穴：三阴交位于小腿内侧，在内踝尖直上三寸，胫骨后缘处。这个穴顾名思义，是指三条阴经在此穴处交会，所以经常按压它，就能够补充人体阴液，使阴津充足，眼睛有足够的阴液滋养，就不容易出现眼干了。这个穴的作用我有过深刻的体会：曾经用针灸治过一位老年干眼症的患者，他已经眼睛干涩了二十多年，每天都要多次滴人工泪液眼药水才能舒服。我一开始取眼睛周围的穴位针刺，针刺三次后，患者的症状就已经明显好转，但再继续针刺下去，连针了五次却停滞不前，不能继续改善了。后来我在针刺眼周穴位的基础上，加用了三阴交这个穴位，果然有了改观，治疗三次后，症状就完全消失了。这个病案让我深深地感到，古人命名"三阴交"这个穴名，确实是有深长寓意的。

除了上面几个偏方，我还告诉黄女士一个使用电脑的小窍门：在电脑前工作时，应该注意把电脑屏幕由垂直于桌面的角度调为向后倾30度角左右，这个小窍门的好处是，屏幕后仰了，眼睛在看屏幕的时候，上眼皮就会不自觉地下拉、放松，遮盖了部分的眼球表面，这样就能够减少眼球暴露在干燥空气里的面积，减少水分蒸发。

不久之后，黄女士带着一位同事来看病，告诉我说，我教给她的几个方法效果很不错，她只使用了三四天就觉得症状明显好转，后来她一直坚持使用，眼睛再没有感觉到异常。

10. 长期疲劳、反应迟钝，最简单的刮痧一学就会

症状：长期困乏、头晕、记忆力差、反应迟钝

偏方：

①患者取俯卧位，先在背部常规消毒，涂抹润滑油，依次推刮督脉、足太阳膀胱经，见痧即止，每周治疗1～2次。

②服用中成药"归脾丸"，连服2～4周。

工作时间过长，忙忙碌碌，可以说是现代都市人日常写照。在这种生活方式下的办公族们，正面临严重的健康危机，好多人都处于亚健康状态，经常会感到疲劳、头疼、反应迟钝、记忆力差等症状，这已然成为当代办公族甩不掉的包袱。

前段时间我遇到一个患者刘女士，她是高三的英语教师，还担任班主任，平时事儿特多。学生面临高考，刘女士工作压力很大，既要让领导、家长满意，又要管好学生，自己还要申报职称，时间真的不够用。她每晚都熬夜到一两点才睡，时间久了，近半年来她觉得身体越来越差，每天都很疲乏，上课得强打着精神，脑袋反应似乎也变慢了，常常忘事，还经常头痛、颈部及背后酸痛，要吃去痛片才能解除，人也瘦了下来。

一开始她没当回事，直到有一天头痛难忍，吃了三粒去痛片还是觉得不舒服，只好请假休息了半天。她想自己身体肯定出了什么问题，于是第二天专门去医院的体检中心做了个全身检查，却没有什么指标不正常。体检医生告诉她只是疲劳过度吧，注意休息就行了，就让她回家了。

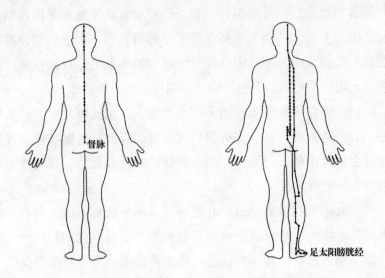

督脉

足太阳膀胱经

依次推刮督脉、足太阳膀胱经，很快消除疲劳。

　　回去后，刘女士的情况并没有改善，她心想，自己肯定是有问题的，同事建议她去看看中医，于是她找到了我的门诊。

　　我看过她的体检报告，又问了一下她的病情，基本确定她患的是慢性疲劳综合征。这个病可以说是现代病，1987年才由美国疾病控制中心正式定名，1994年才算是正式确定下来诊断标准，认为如果体检没有明显的问题，但又存在长期的慢性疲劳半年以上，且有以下症状的4项或以上，就可以认为是慢性疲劳综合征：①注意力或记忆力下降；②咽痛；③颈部或腋下淋巴结肿大、触痛；④肌肉疼痛；⑤无红肿的多关节疼痛；⑥头痛；⑦睡眠质量不佳；⑧运动后肌肉酸痛、疲劳持续超过24小时。对照一下这个标准，显然刘女士是完全符合的。

　　慢性疲劳综合征的发病率很高，尤其在脑力劳动者，比如像刘女士这些教师群体中非常普遍。多项针对教师群体的调查研究显示，本病的发病率在60%以上。这个病的病因还不是太清楚，现代医学界认为精神过度紧张，病毒感染，免疫功能、神经、内分泌异常等多种因素，都可能引起该病。但近年来业界越来越重视精神因素，因为当人体长期处于高度紧张、劳累状态，大脑的神经系统功能就会失调，继而导致内分泌、免疫功能亦发生紊乱，从而出现像刘女士的这些症状。但在治疗上，现代医学的办法却不太多。

这个病在中医看来相当于"虚劳病"，也比较复杂，认为它与心、肝、脾、肺、肾等多脏腑均气血虚弱有关。气血虚弱，经络之气就会运行不畅，导致了此病多种症状的反复发生，在治疗上应当强调整体调节才行。

刘女士听我解释完，担心地问我是不是很难治好，我告诉她也不必担心，中医治疗这个病还是有很多办法的，比如刮痧疗法就是一个不错的选择。具体方法是：患者俯卧位，先在背部常规消毒，涂抹润滑油，然后依次推刮督脉、足太阳膀胱经。见痧即止。每周治疗1～2次，一般要坚持治疗4周。

这个方法的原理很简单：督脉为"阳脉之海"，总督一身之阳气，因此在督脉处刮痧进行刺激，就能激发全身的气机；足太阳膀胱经行于背部两侧，心、肝、脾、肺、肾等五脏六腑之俞穴皆行于其上。要知道"俞穴"的意思就是"脏腑之气灌注之处"，因此在膀胱经上刮痧，就相当于刺激了全身所有脏腑的俞穴，对全身脏腑的精气均有激发、补充之效，对于因五脏六腑虚弱导致的慢性疲劳综合征正适合。现代研究也发现，通过在背部刮痧治疗，能够起到舒缓精神压力、放松肌肉、改善微循环、提升免疫细胞活性、调节内分泌的功效。而且，由于痧斑一般要数日甚至一周才能消失，在此期间，痧斑会一直刺激着督脉、膀胱经，起到持久的治疗作用。大量临床实践已经证明了该疗法的有效性和安全性，完全可以放心使用。

刘女士半信半疑地接受了一次刮痧治疗，在她背上刮出了很多紫黑色的痧斑。十来分钟后治疗结束，她从治疗床上起来，满脸喜色，说原来身上背上沉重、疲劳的感觉消失了大半，连头脑也清醒了不少。我又开了些中药给她回去服用，一周后刘女士回来复诊，说过去的一周里整个人神清气爽，精神多了。她在我这里调理了一个月左右，所有慢性疲劳综合征的症状就全部消失了，上班时干劲十足，在当年的高考中，她带的班级在学校里取得了最好的成绩。

读者现在对刮痧疗法已经不再陌生，就是用一种用光滑扁平的器具（比如牛角刮痧板，在普通的药店、淘宝都可以买到）蘸上润滑液体刨刮患处。如果不想购买，从厨房里拿个搪瓷汤匙，用匙子的边缘来刮痧亦可。最简单的办法是拿一元钱的硬币清洗干净后，用硬币边缘来刮。要注意不要拿其他面值的硬币，因为我比较过，一元钱的硬币边缘很光滑，其他面额硬币边缘粗糙，刮起来很容易损伤皮肤的。

另外，如果想加强疗效的话，本病最好同时配合中药口服，"归脾丸"是个比较好的选择，很多人都适用。这个药在普通药店里都有卖，它是中医补心脾的一个名药，尽管慢性疲劳综合征与多脏腑亏虚有关，但心、脾是其中很关键的两个。要知道"脾为后天之本"（后天指"出生后"的意思），且"心主神明"，对于慢性疲劳这个"后天"发生的，由于精神过度紧张引发的疾病，显然是非常适合的。读者如果找不到中医大夫给你打脉辨证，试试这个归脾丸一般是不会错的。由于这个药有多种包装规格，具体服用时依照说明书即可，我这里就不细说了。

最后值得提醒一下的是：首次接受刮痧者，刮痧时的力度不必强求过大，以自觉舒适为度。另外，刮痧治疗后，绝大多数患者都会觉得明显舒适，但偶尔也有人刮痧后反而出现头晕不适，如见此症状，则说明刮痧法并不适用，须另寻他法。

11．巧制蛋壳醋，治好骨质疏松、腿抽筋

症状：长期缺少日晒可能引起的缺钙、骨质疏松、腿抽筋等

偏方：

①将鸡蛋壳烤黄后碾碎，以1:10的比例倒入山西老陈醋浸泡3天以上。在烹调、吃饭时服用该醋。

②直接吃鸡蛋壳，或将蛋壳磨粉后，混入饮料、面食等食物中一起服用。

有位欧阳阿姨经常来找我调理身体，对我非常信任，她总想让她的丈夫陈伯伯也来找我看看病，但她丈夫喜欢打麻将，总以没时间推辞掉。一天，欧阳阿姨突然一脸焦急地出现在我诊室门口，说陈伯伯今天早上起床上厕所，不小心滑倒在地，立刻就觉得背部异常疼痛。一开始欧阳阿姨以为老头子只是岔气了，给他涂活络油，贴风湿膏药，却根本不能见效，于是连忙带过来找我看病。

陈伯伯长得很瘦，我检查了一下，发现他有一块胸椎骨头有明显的压痛，轻轻一碰他就受不了，我判断可能有骨折，马上让欧阳阿姨带他去照个胸椎X光片。不久结果出来了，不出所料，果然是胸椎压缩性骨折，我连忙联系骨科，正好有个床位，就立即办了入院手续，住院治疗了。

过了几天，欧阳阿姨又来找我，拿了一袋苹果，说是感谢我的及时诊断和帮忙联系床位，陈伯伯入院后做了手术，现在已经好多了。骨科医生说他是严重的骨质疏松，所以摔跤时产生的冲击力即

把脆弱的胸椎骨给压成了骨折。至于骨质疏松的原因，主要是体内缺钙，这个结果既与陈伯伯不注意补钙有关，也与他经常在房间里打麻将，极少出外活动晒阳光有关系。

　　欧阳阿姨了解到老公的病情，马上想到了自己的女儿。她女儿每天天亮就出门坐地铁上班，在写字楼里一直工作到天黑才下班。女儿有时候开玩笑说自己的生活很黑暗，每天都见不到天日。当时听了这话，欧阳阿姨还觉得很好笑，现在才担心这样很可能会导致缺钙的风险。但女儿不可能更换工作，让她吃钙片也不大可行，因为她从小就很厌恶吃药片，而这吃钙片补钙，如果不能养成习惯坚持的话，效果肯定也不好。药补不行，她就想食补，每天给女儿煮点骨头汤喝，但咨询过骨科医生，医生却告诉她这个方法没什么用，这下她可真不知道如何是好了。

　　听完欧阳阿姨的讲述，我告诉她靠骨头汤补钙确实不大可行，因为骨头里的钙只有几毫克能够溶进汤里，而根据中国营养学会制定的标准，我国成年人每日的钙摄入量应该达到800毫克，显然骨头汤这几毫克是微不足道，远远不够的。但是食疗补钙还有其他方法，比如吃醋就是一个有效的途径。当然这醋可不是普通的陈醋，而是要自己加工一下，具体方法是：平常煮鸡蛋或炒鸡蛋时，将鸡蛋壳留下，洗干净后放烤箱里烘烤至蛋壳变成淡黄色，然后将之碾碎成粉末。再将碎鸡蛋壳粉倒入山西老陈醋醋瓶中浸泡，两者比例为每10克蛋壳粉配100毫升醋，浸泡3天后即成。在烹调、吃饭时使用该醋即可。

　　蛋壳的主要成分是碳酸钙，含量高达96%。而将蛋壳浸在醋里，通过化学反应会形成醋酸钙。与碳酸钙相比，醋酸钙是一种活性钙，更加有利于人体吸收利用。研究表明，按上面的方法制作的醋，三天后，每100毫升醋里就能有800毫克的醋酸钙，浸泡的时间越久，醋酸钙的含量还会更高，可达到每100毫升里含1500毫克醋酸钙的水平。这样的话，每天只要摄入两三勺子的醋（约30毫升），就相当于吃进了450毫克的钙。这个数量就已经完全足够了，要知道我们一日三餐里吃的食物很多也含有钙元素，科学研究发现如果不另外补钙的话，我国居民平均钙摄入量也有大概400毫克／天，再加上两三勺子的醋里含有的450毫克，就已经完全达到甚至超过中国营养学会推荐的800毫克／天的标准了。

欧阳阿姨听完非常高兴，说她们家是北方人，经常会用到醋，每天两三勺根本不算个啥，这个办法肯定可以保证她女儿不缺钙了。我又告诉她，如果她女儿因为加班等原因无法在家里吃蛋壳醋，或者嫌长期吃醋比较厌烦，也可以直接把鸡蛋壳磨粉吞服，同样能够补钙，而且效果并不会比吃市面售卖的钙片差多少。要知道蛋壳里的钙含量达34.9%，而市面上卖的钙片，钙含量也不过是10%～40%左右，而且蛋壳表面有大量微细的天然小孔，组织结构显得比较疏松，相比市面上用机器压实的钙片，显然是蛋壳吃进肚里后更容易被吸收。而且，蛋壳里除了钙，还含有不少的镁元素，所以吃蛋壳的话，可以说是钙镁同补。

如果嫌直接吃蛋壳难以下咽，还有别的办法，比如将蛋壳磨成粉，倒入饮料中一起服用，或者在做馒头、面条、点心的时候，加入蛋壳粉一起烹饪。总之，鸡蛋壳补钙有多种做法，根据自己的情况灵活选用，就可以保证每天的钙摄入量能够达到标准了。

12. 声音嘶哑嗓子痛，快喝玄麦甘桔茶

> **症状**：慢性咽炎
>
> **老偏方**：取玄参、麦冬、甘草、桔梗各 5 克，开水浸泡，代茶频饮。每天使用，2 周为一疗程。

我朋友的儿子小胡前几年大学毕业，当了老师。由于业务能力强，很快就成为了学校的主力干将，每天都要上四五节课。他是个认真的人，备课非常仔细，讲课时也生怕坐在后面的学生听不清，声音总是放得很大。他的努力获得学生和领导的一致好评，能者多劳，他承担的任务也越来越繁重，晚上经常要熬夜加班。为了提神，他逐渐养成了吸烟的习惯。

近半年，小胡总觉得嗓子不舒服，每天上完课，咽喉又疼又痒，里面像有痰液堵着，但咳不上来又咽不下去。劳累的时候，说话声音会变得非常沙哑，甚至出现短暂失声，快说不出话来一样。为了缓解喉咙的症状，他经常用些喉片、喉宝，但用久了，效果就不明显了。

这天下午，小胡老师来到我的门诊，说他上午上了两节课，喉咙就特别难受，含了一包喉片了还是不舒服，实在受不了，只好来找我，让我给他开一些治喉咙的灵丹妙药，尽快解决他的问题。我给他简单检查了一下，告诉他别急，他得的就是普通的慢性咽炎，平日来我门诊的患者中有不少是老师，当中很多人都有这个病，一般我都会给他们开个叫"玄麦甘桔茶"的方子，效果还不错，他也可以试试。

慢性咽炎是老师、记者、播音员等以讲话为职业的人群常患疾病，此病从中医角度看来，多由肺、肾阴虚所致。中医认为：咽喉与肺、肾的关系最为密切。像小胡老师，长期大声说话、过度劳累，很容易会导致肺阴耗损，长期熬夜加班、吸烟导致肾阴不足。肾阴不足，虚火循经脉上炎于咽喉，肺阴虚亦导致虚热内生，烧灼咽喉，就会导致此病的发生。

玄麦甘桔茶的组方很简单，就四味药：玄参、麦冬、甘草、桔梗各5克，开水浸泡，代茶频饮即可。方中的玄参是主力，它归于肺、肾经，是中药里养阴清热的佳品；麦冬众所周知，是养阴润肺的良药；甘草既有调和其他药物药性之功，同时本身也能清热解毒，利咽止咳。至于桔梗，它既能提升肺气，还有个关键作用，能够"载药上行"，也就是有利于其他三味药的有效成分输送至咽喉，直达病所，从而增强该方的治疗效果。现代药理学亦发现：玄参、甘草、桔梗均有直接的抗炎作用，能够直接作用于咽喉处起消炎之效；麦冬、玄参同时还具备抗疲劳之效；桔梗由于其中含有的皂甙成分，有明确的祛痰功效，对于慢性咽喉炎患者喉中有痰却无法排出的病症正好适用。

此外，我还嘱咐小胡，他这个病从现代医学的角度看，与长期超负荷讲课及发音方法不科学，使喉部和咽部黏膜在强气流的长期冲击下，导致黏膜发炎、充血肿胀有关，所以要想断根，还得注意科学发声，保护好嗓子才行。学学丹田发声术，尝试利用丹田发音就是个好办法，不仅可以保护喉咙，发出的声音也具有强大的穿透力。不少播音员、歌唱家就是这样做的。小胡听说有这样的好办法，马上就高兴地向我请教。

丹田发声术练起来并不复杂，首先我们要知道丹田是位于肚脐下方的小腹中线处。

第一步：把双手重叠，掌心放在丹田，呼气时用手掌挤压脐及脐下方，让小腹用力向内凹陷，吸气时手掌向上托起，同时脐及脐

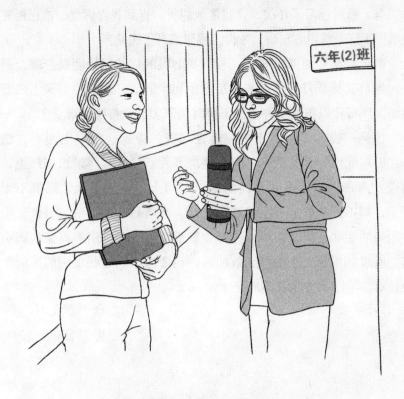

声音嘶哑嗓子疼，喝玄麦柑桔茶效果奇好。

下方用力向外凸出，练习一分钟左右。

第二步：姿势及动作同前，但吸气、呼气时同时发"嘶"的声音，要求缓慢、清晰，如此反复练习2分钟。

第三步：选取一篇短小的文章进行朗读，朗读时缓慢、清晰，同时注意保持朗读时呼气凹小腹，吸气时凸小腹的动作，练习1分钟。

以上三个动作，其实最终的目标是让练习者在发音时能养成"呼气时凹小腹，吸气时凸小腹"这样一个习惯。这个习惯的好处是能够使肺部吸气量达到最大值，为发声提供足够动力保障，保证声音洪亮；且能够使喉咙的发声器官处于最科学、最有效率的工作状态，不容易出现损伤。作为慢性咽炎的辅助发声训练法，丹田发声术已在临床应用多年，只要能够熟练掌握，效果是非常明显的。胡老师听完非

45

常兴奋，当场练习了几次，让我帮他纠正。直到我告诉他，他已经完全掌握了这个练习方法后，才再三感谢离开了医院。

两个星期后他回来复诊，告诉我咽喉的症状已经明显舒缓。另外，他自我感觉丹田发声的方法已经初步起效，现在他每天上四五节课，声音比以前大了许多，下课时也不怎么觉得嗓子难受了。

值得一提的是，对于单纯慢性咽炎的患者，用以上两个方法往往即可既治标，又治本，但有些患者发病日久，声带损伤严重，出现了声带小结、声带息肉的话，单用上述方法可能效果就不太佳了，搞不好需要通过手术切除小结、息肉后才能治愈。另外，慢性咽炎的症状还可能由鼻炎、胃食管返流症、颈椎病等其他疾病引起，所以如果用上方治疗无效的话，也要考虑到这些疾病的可能性并针对性治疗，方能取得最佳疗效。

13．治疗视力下降，多按后脑勺

症状：颈性视力障碍

偏方：在患眼同侧的后脑勺枕骨下缘区域及上段颈椎旁寻找压痛点，以按压后眼睛症状有变化为度，找到后在该处用力揉搓按压1分钟左右，每天治疗2～3次，当天即可见效。

前几天，我接诊了一位姓孔的女患者。她是一名绘图员，最近一年来，她的视力渐渐下降，看东西经常觉得模糊，眼睛也很容易出现干涩、疲劳。一开始她没太注意，以为只是看电脑时间过长，眼睛太累造成的，于是买了多种保健眼药水，经常滴眼，但情况却一直没有什么改善。最近她看报纸，讲现在的社会，由于手机、电脑、iPad、游戏机等电子产品的普及，很多人用眼过度，导致眼睛疾病有越来越"年轻化"的趋势，如果不及时医治，可能会导致失明。孔女士非常担心，专门去眼科医院做了检查，但却没查出什么毛病，医生只是叮嘱她要注意眼部休息，连药都没给她开。孔女士不放心，想西医既然看不出毛病，那找中医瞧瞧吧，于是经人介绍找到了我。

听完孔女士的叙述，我让她在椅子上坐好，绕到她的背后，用手指在她后脑勺枕骨的下缘处进行轻轻按压，按压到一个位置时，孔女士突然轻轻叫了一声，说那里按着很痛，我点点头，让她稍微忍一下，然后在这个痛点处用力揉搓了几下。虽然预先有提醒，孔女士还是禁不住叫出声来，我停了手，问她现在看东西怎么样。孔女士看了一下四周，脸上露出惊讶的表情，说她的眼睛刚才有干涩的感觉，给我按了几下后，现在这种感觉轻微多了。见她有这样的反应，我基本上就可以下诊断了，孔女士患上的叫做"颈性视力障碍"。

这个病听起来有点儿奇怪，但这样命名是有道理的。我至今仍记得在临床上第一次遇到这个病的情景。那时候我刚开始行医，经验还很不足，在门诊遇到了一位28岁的患者，他在一年前驾驶摩托车时发生车祸，人飞出去头撞在地上，当即昏迷不醒。朋友立即把他送往医院，当天就进行了CT、MRI等检查，显示颅脑、颈椎都没有异常，医生说他命大，只是有点轻微脑震荡而已。果然，第二天他就从昏迷状态中醒来了，但苏醒后患者却发现，自己向左边看东西时会出现重影、视物模糊的现象，但向前方、右侧看的时候却没有这种情况。他把这个症状告诉给医生，医生也觉得纳闷，又反复给他做了颅脑的MRI检查，每次都显示脑部神经正常，没有受损。患者看医生没了办法，出院后又多方求医，去过十几家医院的眼科、神经科，都找不到原因，吃了多种药物也无法见效，最后抱着试一试的心态来找中医看看。

看到这位患者时，我一开始心里也没有底，心想那么多名医都看不好，我能搞定吗？但后来我静下心来，考虑到这位患者的问题最初是外伤后出现的，按中医的认识，外伤会导致局部气滞血瘀，经络不通，有可能引发眼睛的问题。按这个思路，我就尝试在患者的头部外伤区域慢慢寻找，最终在他的左侧后脑勺枕骨下缘，风池穴附近找到一个压痛明显的穴点，在此用力按压，再让他转颈向左侧看，男子当时就说左眼变亮了似的，视物重影、视物模糊的症状明显减轻。于是我确定以此处为治疗点，进行了推拿、针灸治疗。治疗完后男子的症状基本消失，连续治疗两天，他就痊愈了。患者非常高兴，还专门写了感谢信来表扬我呢。

虽然治好了这个病例，但我当时并不太明白个中机理，于是我专门去图书馆查阅了文献，才发现原来那位小伙子得的就是"颈性视力障碍"。颈性视力障碍是指由于上段颈椎病或枕骨下缘、上段颈部软组织损伤后引起的一系列眼部症状，而眼科检查又无明显的器质性病变的一类综合病症。小伙子头部撞击地面，虽然没有引起颈椎骨头的损伤，但损伤了颈部的软组织，而MRI、CT又无法发现软组织的病变，所以之前的医生都没有往这方面考虑，这才导致他多方求医仍无法见效。

眼睛为什么会和枕骨下缘、颈部扯上关系呢？从中医理论说并不奇怪，因为循行于颈项的督脉和手足三阳经均直接或间接与目系发生联系。颈椎出现问题时，颈项部的经络痹阻，气血运行不畅，就会直接导致眼睛出现毛病。从现代医学的角度看，眼睛也与颈项部有联系。因为上段颈部脊髓发出的神经纤维，通过神经纤维网络，最终是连接于眼部组织的，并能够起到调节瞳孔括约肌、眼睑肌和眼部血液循环的功效。当颈项部出现急性损伤（如交通事故）或慢性劳损（如年纪大，或长期伏案工作），损伤的部位就可能干扰通往眼睛的这条神经通路，使神经传导出现障碍，最终引起眼部的功能障碍，出现视力问题。

后来的临床实践中，我慢慢发现，颈性视力障碍其实还真不少，尤其是白领办公族身上常可见到，特别是对电脑严重依赖的工作人群，他们长期低头伏案工作，颈部软组织发生慢性劳损，就可能引起眼睛的症状。但当他们去看病时，很多临床医生却往往会忽视颈部的病因，孔女士就属于这种情况。

孔女士听了我的解释，心悦诚服，请我赶快帮她治疗。我让她不要着急，又仔细检查，最后在她的左、右枕骨下缘以及第三颈椎棘突旁共发现三处明显压痛点，且按压后都能使她的眼睛症状减轻，就好像这三个点是眼睛的"开关"一样，一按就能使眼睛发生变化。于是我在这三个位置进行了针刺、推拿手法，治疗三次后，她的症状就完全消失了。

读者朋友如果出现了视力障碍，但眼科检查没发现明显的异常，或者按照常规的方法治疗效果不佳时，也可以自行按颈性视力障碍来治疗一下，往往可能起到意想不到的效果。在治疗此病时，按压的位置一般不会在某个固定的穴位上，一般需要在与患眼同侧的枕骨下缘及上段颈椎旁的区域寻找具体治疗点。如感觉左侧眼睛视力欠佳，就在左耳后的枕骨下缘开始，向颈椎方向，由外至内地慢慢按压。到达颈椎脊柱后，则从颈椎上段，由上至下地在颈椎棘突左侧处慢慢按压，直至颈椎中段为止。如能在以上区域找到一个或数个明显压痛点，且按压后视力障碍能够有所变化，则可确定为治疗点。在治疗点处用手指按压揉搓，注意要用力向深层揉搓，每个治疗点揉搓1分钟左右，每天治疗2～3次，一般当天即可见效，连续治疗一周左右，往往就可以痊愈了。

14．香水过敏喷嚏多，泡杯花茶熏鼻子

症状：过敏性鼻炎

偏方：

①用辛夷3～5朵，用开水冲泡5～10分钟，先用热气熏蒸鼻子数分钟，然后饮用，每日2～3次，七日为一疗程。

②将辛夷花去掉梗茎，捣碎当烟丝用，卷烟或者装入烟斗内，点燃后吸烟，并尽量从鼻腔排出。每日吸3次左右，七日为一疗程。

③配合搓鼻摩鼻法及冰水洗鼻法。

潘先生是我一位老友，最近跳槽到了一家模特公司当管理人员，事业开展得挺顺利。一次聚会时，他开着公司配的名车来参加。见面后，我们都说他找了份好工作，待遇好，还天天看到美女，大饱眼福。潘先生听了只是苦笑，说别提了，自从去了新公司上班后，他的鼻子就开始出问题，几乎天天都要狂打喷嚏、鼻塞和流鼻涕。一开始他还以为是风水不好，专门找了风水师来他办公室看过，却没有效果。后来他发现规律了，每当有模特到他办公室去，他的鼻子就要犯病。这些时尚女性，身上的香水味特别浓，而且各不相同，一走进门，整个办公室就会弥漫着一股强烈的香味，闻到这香味他就开始打喷嚏。模特们见到，还笑他是不是到处留情，有人在背地里想他，潘先生听了只好苦笑。有什么办法呢，他总不能命令公司的模特不准涂香水吧。

为这事他专门去看过医生，医生说他是对香水过敏，引起了过

敏性鼻炎，开了些抗过敏药给他吃，但叮嘱他这些药只能治标，一旦停服，鼻炎又会重发，要治根的话，建议他还是尽量避免接触香水为妙。潘先生听了只有摇头，避免接触香水，岂不是要他辞职另谋他业？他也吃过几天抗过敏药，服用的时候确实效果不错，但一停就要复发。他想这西药副作用大，总不能长期服用，今天来参加这个聚会，一方面是为了叙旧，另一方面是专门来找我，想看看中医有没有什么办法能帮助他。

我和潘先生认识很久了，知道他既喜欢喝茶，又爱抽烟。考虑到他这两个习惯，我斟酌了一下，给他推荐两个简单的偏方：

1.辛夷花3～5朵，开水冲泡5～10分钟，先用热气熏蒸鼻子数分钟，然后饮用，每日2～3次，7日为一疗程。

2.将辛夷花去掉梗茎，捣碎备用，使用时取少量(约0.3克)用白纸卷成卷烟状，或者装入烟斗内，点燃后吸烟。吸烟时应要求令烟雾尽量从鼻腔排出。每日吸3次左右，7日为一疗程。

辛夷是玉兰花的花蕾，外表面密布着灰白色或淡黄白色茸毛，极像毛笔的笔头，所以又称"木笔花"。辛夷花长得很好看，还是一味著名的中药，中医认为它可入肺经，上通于鼻，能驱头面风邪并通鼻窍，是治疗鼻塞、鼻涕、喷嚏等鼻渊症状的常用药。现代药理研究证实，辛夷能治疗鼻病主要是因为以下几点作用：首先是抗过敏作用。辛夷中含有挥发油成分，鼻子过敏反应的出现，与一种叫做"嗜酸性粒细胞"的细胞有着密切关系。辛夷挥发油恰好能对这种细胞产生抑制作用，从而降低了过敏反应的发生率。其次辛夷还有抗炎作用，能够直接作用于鼻黏膜，使黏膜血管收缩，减少液体渗出。采用泡茶熏鼻法及吸烟法，目的都是使辛夷的有效成分直接作用于鼻腔局部，从而起到有效的治疗效果。

此外，我还建议潘先生再配合两个方法：1.搓鼻摩鼻法，即用双手的中指或食指，沿着鼻梁两侧上下反复搓，要遍及眼角内侧到迎香穴（鼻翼根部）的范围，搓的时候要求有一定的力度，以有酸

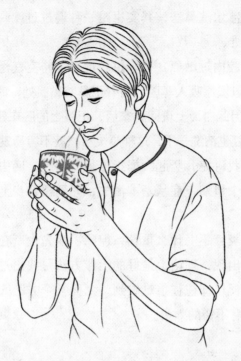

用辛夷花泡茶熏鼻子后饮用，对付香水过敏效果好。

麻感为佳，每次搓至发热即可，每天进行三次。2.每天晚上回家后洗脸时，从冰箱里倒点冰水，用小手指蘸着冰水伸进鼻腔里，对鼻腔里的黏膜进行擦拭清洗。

这两个方法在《很老很老的老偏方，小病一扫光》里其实有提到过，用在这里有两方面的原因：

1.提高耐受度："过敏"可以理解为娇气、耐受度低，无法承受普通的刺激，如果能够提高患者的耐受度和承受力，那么就不容易"过敏"了。我导师的老师，曾经有一个治过敏性鼻炎的方法叫做"鼻三针"，是用注射器在鼻部三个穴位处打普通的维生素药水，打的时候患者会觉得很痛，但一般打完三次后，鼻炎的毛病基本上就能好。这个方法的本质其实就是通过疼痛的过度刺激，提高了鼻子的耐受度，使之变得没那么娇气，从而达到治疗效果。而搓鼻摩鼻法，以及用冰水洗鼻法，其实也是一种通过过度刺激，而渐渐提高耐受度的思维。

2.清洗鼻腔内过敏原：很多过敏性鼻炎与空气污染有关，污染物、脏东西、过敏原吸入鼻腔，附着于鼻腔黏膜处，时间久了就会引发鼻炎症状，因此白天上班回到家后，把脸上的脏东西洗干净后，别忘了顺便把鼻腔也清洗一下，这样鼻炎自然就不容易发作了。

潘先生听我讲完，竖起大拇指连称有道理，回去后他按我说的方法试行了两个星期，症状基本消失，闻到模特身上的香水味，也没再犯病了。

过敏性鼻炎算不上什么重病，但除了潘先生所在的行业外，各行各业都可能出现，理论上最好的治疗方法是找出过敏原，然后尽量避免接触，但这却往往很难做到。上面几个方法大家不妨尝试，相信一般都会有不错的效果。

15．吃出口腔溃疡了，涂点蜂蜜就好

症状：口腔溃疡

很老很老的老偏方：

①将蜂蜜抹在溃疡处，每天4～5次。

②猪肝枸杞叶汤，建议一周服用1～2次，可预防此病。

现在的白领，由于工作紧张，生活节奏快，上班时大多数都得依靠快餐来解决午饭问题，甚至许多人一天下来吃的全是快餐也不奇怪。很多快餐为了节省成本、提高口感和加工快捷，食材和营养往往比较单一，煎炸的种类偏多，还往往加入了大量调味剂和添加剂，上班族经常吃这种食物，就容易得各种各样的"快餐综合征"。而口腔溃疡，就是"快餐综合征"的一个典型病症。

小陈就是这样一位患者，大学毕业后，他在市中心找了一份工作，一日三餐几乎都在外面解决。刚开始，他觉得吃快餐挺方便，肉蛋菜也都齐全，经常吃应该也没问题，可一年后，他开始反复地出现口腔溃疡，一般一两个月就发作一次。尽管每次发作时，小陈自己买点西瓜霜之类的药用用，三四天就能好转，但这个病反复发作断不了根却令小陈很是头疼。同事告诉他这是体内有火所致，于是他经常喝凉茶，但把超市里各个牌子的凉茶都试了遍，口腔溃疡还是如雨后春笋般层出不穷。有一天他的口腔溃疡又复发了，这回他决定去医院看看，听听专业医生的意见，经朋友介绍，他找到了我。

我让小陈张开口看了一下，告诉他这就是普通的口腔溃疡。小陈问我有什么好药能给他用，我说不必用药，回家拿一瓶蜂蜜，用

筷子蘸点蜂蜜点在溃疡处，每天点上4～5次，一般1～2天就能迅速好转。

这个偏方是我从母亲那里学来的。母亲从农村出来，懂得很多偏方。小时候我不爱吃青菜，也得过好几次口腔溃疡，说话都很困难。每次母亲就拿根筷子蘸点蜂蜜，点在白色的"溃疡点"上面，每天点上几次。点完后要求我暂时不要说话，不能喝水，也不能把蜂蜜给咽下去，总之闭嘴不动，保持5分钟以上。这法子很有用，每次快则一天，慢则两天，我的溃疡就好了。

后来学医后，我才明白了用蜂蜜治口腔溃疡的机理。要知道口腔溃疡可以看做黏膜上的一个小伤口，和皮肤上划破的小伤口本质上是一样的。治疗起来不外乎就是依照局部消毒、局部营养这两个原则。蜂蜜一方面具有良好的消毒效果，因为它的成分中75%以上都是葡萄糖和果糖，含水量很少。大量的糖分，令蜂蜜成为一种高渗透性的溶液。细菌碰到蜂蜜后，细菌里的水分就会被蜂蜜吸走，令细菌脱水而亡。此外，蜂蜜是一种酸性食物，它的PH值在3.2～4.5之间，而细菌最佳的生长环境是中性，所以细菌在这么酸的环境中是很难生存的。此外，消毒伤口的正规药剂中有一种叫做"过氧化氢"，而研究发现，蜂蜜中正是含有过氧化氢，可以有效地杀菌灭菌。

另一方面，蜂蜜内含的营养成分还能给予伤口额外的营养支持，使组织生长修复得又快又好。因此用蜂蜜治口腔溃疡，可谓是既有效，又省钱的好办法。

小陈听了连连点头称是，又告诉我他今天来的真正用意，希望能解决他反复口腔溃疡发作的烦恼。我询问了一下他的职业、饮食习惯等，心里有底了，给他开了个食疗的方子——猪肝枸杞叶汤，具体做法是：取枸杞叶50～100克、猪肝50克，先将猪肝下锅加油，放姜片，稍煎炒一下，再加入适量开水煮沸，然后加入枸杞叶，连煮10分钟，加调味料即可饮用。建议每周服用1～2次。

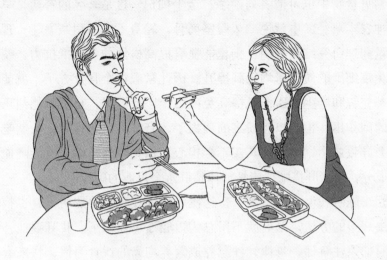

工作忙，经常吃快餐，得了口腔溃疡别忘记涂点蜂蜜。

小陈看着这个方子很不理解，我跟他解释说，他的病与长期吃快餐有关，考虑到他这个习惯估计很难改变，所以我给他开的也是个便于长期使用的食疗方子。这个猪肝枸杞叶汤的原理是这样的：多项调查研究显示，都市快餐族进食的快餐，在锌、维生素B$_2$的供给方面，明显低于"中国居民膳食营养素参考摄入量标准"，尤其像麦当劳、肯德基之类的西式快餐更甚，所以长期吃快餐的人，很容易导致锌和维生素B$_2$的缺乏。而大量研究发现，这两个元素的缺乏就会导致口腔溃疡的反复发作。此外，研究还发现，正常人唾液里有分泌型免疫球蛋白，参与口腔的局部免疫，但在复发性口腔溃疡患者身上，其含量远远低于正常水平，所以免疫功能的低下，也是口腔溃疡复发的重要因素之一。而都市快餐族由于工作紧张、缺乏锻炼，免疫力差这早已经是普遍的常识了。

猪肝枸杞叶汤恰好能针对以上几个病因来进行调节：猪肝内含有丰富的锌、维生素B$_2$成分，每100克里含维生素B$_2$达2.75毫克，在市面上常见的食物中，可以说是最多的；每100克里含有锌2毫克，在常见食物中也可谓名列前茅。至于枸杞，这是著名的补药，早在《神农本草经》中就说"久服坚筋骨，轻身不老，耐寒暑"。现代大量药理研究结果表明：枸杞能显著提高机体的免疫抵抗力，使机体免疫细胞的质、量均得到提升。因此常服这个食疗方子，就能够既补充锌和维生素B_2，又提高免疫力。坚持服用，自然就能纠正快餐的副作用，根除口腔溃疡的病根了。有些人可能担心，长期吃猪肝会导致血脂增高，这其实不必担心，枸杞叶里恰好含有能降血脂的成分，与猪肝搭配，能抵消掉猪肝这个可能的副作用。

　　小陈听我说完非常高兴，这次看病既找到了他的病根，也找到解决病根的方法，以后就不用总为口腔溃疡烦恼了。我叮嘱他，年轻时如果注意保护身体，注意养成营养均衡的饮食习惯，将来会一生受益。所以，平时应该注意学习一些营养学的知识，不要偏食，尤其是不健康的食品尽量少吃，这样才能长治久安。

第二章

消疲健脑老偏方，
精神好了，干事自信

头脑清醒了，整个人就像充满电一样有活力。

踏入职场也就是踏入了江湖，从第一天起，各种压力就会随之而来。白热化的竞争、复杂的人际关系、繁忙的任务，上班族的身上好像背着几座大山。用脑过度？已经是家常便饭！精神萎靡？只有下班后才像重新活过来！消疲健脑，已经成为职场中人的当务之急。有人觉得，脑力和精神状态是一种比较"虚"的东西，只能靠休息，看病吃药没什么用。如果这样想，就太片面了。我国的传统医学中，巧用百合远志健脑，按压风池穴解压止痛，利用阴阳调和的理论治疗失眠，对如何健脑养神早有研究和经验。

16. 用脑过度常健忘，睡前喝碗远志汤

症状：用脑过度，健忘，记忆力下降

很老很老的老偏方：取远志3克，百合10克、鸡蛋1个、龙眼肉10克、大枣5枚，冰糖5克，将鸡蛋打破，与其他药放入炖盅里加水适量，搅匀后蒸熟，每晚服用1次，适合脑力工作紧张的人士长期服用。

我有个朋友姓胡，前一阵儿遇上闲聊，说他的儿子近来像患上了健忘症，在公司里办事总是丢三落四，上司吩咐的事情，有时一转身就忘得一干二净。在家里呢，出门总是忘记锁门，一些话刚到嘴边，却怎么都想不起来了。

朋友告诉我，他儿子小时候特别聪明，记忆力非常好，读的也是重点大学。健忘的症状主要是近半年出现的，去医院检查过，甚至还照过了头颅MRI，没有发现异常，医生也说不出所以然来，只是让他儿子注意休息，工作别太劳累，让家人既不解又发愁。我让他改天带小胡来，看看到底是怎么回事。

隔了段时间，父子俩一起来找我。我问起小胡平时工作的情况，原来是一家外企的市场调研师，平时工作节奏很快，白天调研，写市场报告，晚上还要发邮件与海外客户联络，一天到晚都离不开电脑，常常要工作到凌晨两三点，每天累计睡眠才五六个小时。近半年来，他发现自己的脑子似乎不太好使了，以前他的记忆力超强，客户资料在他的大脑中存档，随用随取，现在，他经常得把事情记在便笺纸、手机、笔记本里，经常要拿出来翻翻，否则很

多事情转身就忘，这严重影响了他的工作效率。他怀疑自己是未老先衰，才三十几岁就得了老年痴呆。

听小胡讲完，我笑着说没那么可怕，哪有年纪轻轻就老年痴呆的道理。不过像小胡这种青中年的"健忘症"，近年来临床上确实见得不少。由于这种病多见于那些出入于高级公司，长期使用电脑、iPhone、传真机等数码产品的白领精英们，所以还有人称之为"数码痴呆症"，具体表现就是工作中精神难以集中，记忆力衰退，办事丢三落四。这种病症的发生机理不是太清楚，但一般认为与工作强度过大、睡眠时间不足、精神过度紧张，以及过度吸烟、饮酒等相关。而这些因素又恰恰都是白领们的"家常便饭"，综合起来，就容易造就了"数码痴呆"这种现代病。这也是为什么很多年轻人觉得自己的记忆力不如过去好的原因。

小胡听我这么说，感到很是无奈。因为这些习惯，都是工作需要，除非辞职，否则根本不是说改就能改的。我告诉他不必太担心，中医增强记忆力的办法还是很多，比如有条老偏方就不错：取远志5克，百合10克、鸡蛋1个、龙眼肉10克、冰糖5克，将鸡蛋打破，合上药放入炖盅里加水适量，搅匀蒸熟，每晚服用1次。如果想味道更好，也可以同时加少量鸡肉、瘦肉等一起炖，一般服用2～4周就能见效，脑力工作紧张的人士更可以长期服用，以作预防保健之功。

先说说方子里的远志，这是一味具有益智作用的中药，唐代医学家孙思邈甚至将之列为益智方药的第一名。《神农本草经》中记载它"益智慧，耳目聪明，不忘，强志倍力"。李时珍在书中说："此药服之能益智强志，故有远志之称"。晋代葛洪在《抱朴子·仙药篇》中也记载到："凌阳子仲服远志二十年……开书所视不忘"。现代药理研究也发现，远志能够通过增加脑血流量、增加记忆神经递质、保护脑细胞等多方面机制达到增强记忆力的效果。方中的龙眼肉同样早被《神农本草经》收录，作为滋补药品及保健食品已有一千多年的应用历史，有补益心脾、养血安神之功效。现代研究则发现，自由基损伤脑细胞是记忆力下降、痴呆的重要机制之一，而龙眼肉对于清除脑部的自由基有确切的实验证据支持。此外，在《很老很老的老偏方，小病一扫光》中，曾经讲过龙眼肉里含有一种腺苷酸，对于焦虑症状有明显的抑制效果，从而起到镇静、宁心、安神之效。这个功效显然对于小胡这类的白领精英们同样极为适合。

至于百合加鸡蛋，它最早出自于张仲景的《金匮要略》一书，原名叫"百合鸡子汤"。方中百合味甘，为清补之品，具有养阴清心安神功效。而鸡蛋，张仲景认为主要靠里面的蛋黄来发挥作用，认为它有滋阴润燥之功。百合与蛋黄合用，滋阴之效更强。我给小胡用这个方子，是因为他因为加班，睡觉睡得太晚，睡眠时间过少，从中医看来这显然是伤阴的，所以需要滋阴治疗。而从现代药理学看来这个思路也是正确的：百合含有人体的多种必需氨基酸以及药效氨基酸，具有很高的营养和药用价值，在抗疲劳、抗氧化、免疫调节方面均有独特的功效。蛋黄含有丰富的卵磷脂成分，人的大脑中，卵磷脂约占比重的30%。在脑部，卵磷脂会转化成乙酰胆碱，而乙酰胆碱是神经细胞之间的重要信息传导物质。吃蛋黄相当于从外界补充卵磷脂、乙酰胆碱，自然有提高记忆、增加脑功能之效了。

小胡按我这个偏方服用三个星期，自觉记忆力已经大为改善，以后他时不时按这个方子炖夜宵吃，再也没有怀疑过自己得老年痴呆了。

17．常按风池穴，以防偏头痛

病症：偏头痛，紧张性头痛

很老很老的老偏方：深按头痛同侧的风池穴处，用力向上方揉搓2秒钟，休息几秒，再用力向左右两边揉搓，连做3～5次，每天至少1次，7天为一个疗程。平常亦可每日进行以预防保健。

近些年我在临床中发现，过去常常被人们称为老年病的某些症状，现在越来越多地出现在年轻人，尤其是职场白领的身上。由于工作和生活压力不断增大，很多年轻人为了供楼供车，一年到头忙得团团转，不少人犯上了本应是老人家才有的疾病。有句话叫做"三十岁的年龄，六十岁的身体"，总结得就非常精辟。

前不久，我应邀到一家公司去为员工进行工作之余的自我保健讲座，课程结束后，组织方设了现场提问的环节。有一位员工举手提问，说自己经常有头痛的毛病，经常要吃止痛片，同事们都笑她把止痛片当零食吃了。我问她现在有没有不舒服，她说有，早上上班没多久就开始头痛，不过不算太厉害，所以她就忍着没吃止痛药，尽量减少服药量。我说那正好现场演示一下，于是我让这位员工站到台上，我给她在脑后的风池穴重重按了两下，那位女员工马上就说头痛完全消失了。

深按风池穴是一个简单而且非常实用的小方法。风池穴位于后颈部枕骨下的两个凹陷处，左右各一个，属于比较好找的穴位。这个穴位与耳垂下缘基本处于同一水平线上，找穴位的时候可以这样进行：如找左侧的风池穴，先摸到左耳垂下缘，然后手指紧贴后颈部的皮肤，沿耳垂下缘的水平线，往颈椎方向移动，在离颈椎正中线还有约3厘米左右的距离时，手指就可以摸到一个凹陷，在此处深按有酸胀感，这就是风池穴了。头痛发作时，把手伸到脑后，将大拇指按在头痛同侧的风池穴处，深深按下，要求深按至指腹能感觉到深层的枕骨为止，然后用力向上方揉搓2秒钟；休息几秒钟后再用力揉搓，连做3～5次，一般头痛即可立即缓解、消失。每天进行1次，治疗7天为一个疗程。轻中度的头痛，一般一个疗程后就不再容易发作了。但这个方法平常亦可经常使用，以预防保健，进一步预防头痛的卷土重来。

头痛的病因很多，医生里面有句话叫做"患者头痛，医生也头痛"，意思是碰到一位头痛的患者，医生要考虑到很多种原因，并进行多项检查来最后确定到底是哪一种。但对于经常坐在办公室的白领们，头痛的原因就比较简单，大部分来我门诊看病的头痛白领患者，都与风池穴或者附近的区域有密切关系。

从中医理论讲，头痛属于中医的"头风病"范畴，乃风邪侵入头部经络，导致经络不通，从而导致痛症，即所谓"不通则痛"。而风池穴乃祛风的要穴，古人认为，在此穴治疗能把风邪驱散出体外，因此自然对于头风病非常有效。历代医家均对此穴非常推崇，如《针灸资生经》记载："风池疗脑痛"，《胜玉歌》云："头风头痛灸风池"，可以说风池穴一直被视为治疗偏头痛的要穴。

而从现代医学的角度看，办公室白领们主要从事脑力劳动，工作时以伏案或面对电脑为主，颈部长时间保持一个姿势，渐渐地就会导致颈椎上段、枕骨下缘处（最常见就是风池穴的深层区域）的颈肌慢性劳损，结果造成肌肉痉挛，或者局部出现纤维粘连紧张，对颈1～3脊神经以及枕神经产生挤压。而这些神经从神经解剖学上来说，均与头面部的神经直接或间接相联通。当颈部神经受压时，就有可能出现头痛、偏头痛的症状。在医学上，近些年将这种头痛

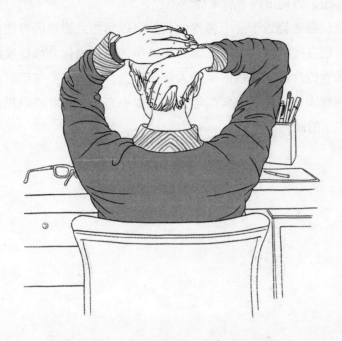

按压脑后风池穴，治疗偏头痛立竿见影。

命名为颈源性头痛、高位颈神经后支源性头痛，或颈肌收缩性头痛等。而在风池穴进行深按揉搓，能够解除颈部肌肉的痉挛，松解局部粘连紧张的组织，解除对颈1～3脊神经以及枕神经的压迫、挤压，自然就能迅速消除疼痛症状，立竿见影了。

听了我的讲座后，公司的职员好多脸上都显出恍然大悟的表情。见他们都听明白了，就想讲得更深入一点。我告诉他们，神经受压还可能表现为其他症状，比如前段时间有位公司的管理人员来找我看过病，他的症状不是头痛，而是出现双侧面颊部麻木感，尤其在躺下睡觉时更明显。他到处找医生，看了半年还没有治好，却在我这里只看了一次就痊愈了。诊病时我让患者先躺在床上，等麻木出现后，按压风池穴，麻木感马上就消失。这位患者的症状同样是风池穴深层的软组织损伤，挤压了神经，只是神经受压后没有表现为疼痛，而是出现了麻木症状而已。

　　这位患者惊讶于一个慢性病竟然可以用如此简单的方法治愈，向不少朋友提起过，我来这家公司讲座，也是由他介绍促成的。我也很乐意为奔波在职场的年轻人做点什么。看到讲座完毕后台下听众的满意表情，显然他们都学到了不少小窍门，我看在眼里，心里也说不出的高兴。

18. 失眠用生姜，助您睡得香

症状：顽固性失眠

很老很老的老偏方：

①按压照海、申脉及三阴交穴，每穴按至局部产生酸痛感为佳。每穴按5～10分钟，每晚睡前1～2小时进行。一周为1个疗程。

②每晚入睡前，在枕头旁边放10克左右的生姜丝或细末，连续使用10～30天。

失眠、睡不好觉是每个人都有过的经历，但大多数人只是偶尔出现。比如第二天要考试了，前一晚失眠，考完试后就又能睡得香，这种失眠就不算什么事，也不必重视。但如果长期失眠，那就麻烦了，对健康损害很大。咱们中国有一句老话"天天失眠，少活十年"，说得就非常正确。

有位女患者，是一个新闻网站的栏目主编。做他们这一行，平时总是紧绷着神经，捕捉热点，一有突发事件，连夜通宵赶稿，几十个小时不睡觉是常有的事。干这工作时间久了，女主编渐渐发现自己的睡眠出现了问题，不用加班的时候，晚上却无法正常入睡，常常躺在床上一直到凌晨两三点，眼皮明明在不断地打架，心里非常想睡觉，却就是无法进入梦乡，只能起床吃两片安眠药才能入眠。但这样靠药物强行睡觉，睡得却并不香，总是不断做梦，第二天早上醒来后全身疲惫，像是没怎么睡觉一样。这种情况久了，她觉得身体越来越差，经常头昏、精神不振，记性也变得特别差。这种精神状态，什么工作都别想做好，更不用说新闻这一行了。

这位女主编对自己的病情很揪心，也一直在到处找医生治疗，但效果却不理想，始终离不开安眠药。到我这儿来看病的时候，只见她两个眼眶都是黑的，整个人显得无精打采，目光中透着焦虑。我看了她的病历，厚厚一大沓，各类治疗失眠的药她基本上都试过一遍，却仍然无效。女主编告诉我，她找过很多医生，到最后不少医生看到她都直摇头，说她的病情太顽固，实在没法治。

我告诉她别着急，既然药物她已经吃过了无数种，我也不打算再给她开药了，但可以试试用针灸的方法来调理。女主编露出畏惧的表情，说这辈子最怕扎针，我说既然这样，回去自己按摩三个穴位也可。这三个穴位分别是照海穴、申脉穴和三阴交穴，均位于脚踝附近。照海穴位于内踝尖正下方，按压酸痛之处；申脉穴位于外踝尖正下方，按压酸痛处；三阴交穴位于足内踝尖往上三指的距离（食指、中指、无名指并拢后的宽度），在胫骨边缘的凹陷处。这三个穴位要按至局部有酸痛甚至发热感为佳，每穴按5～10分钟，每晚睡前1～2小时进行。

女主编按我讲的方法回去实施，一周后她回来复诊，一见面我就觉得她气色好了不少，比上次精神很多。果然，她说使用了我这个点穴法后，反应良好，当晚使用后，睡眠状态就大为改善，坚持使用几天后，现在入睡已经基本不需要安眠药了。

三个穴位为什么能轻松治好失眠呢？中医认为，人体的睡眠乃机体阴阳平衡的结果，早在《灵枢》中就有论述："阳气尽，阴气盛，则目瞑（闭眼睡觉）；阴气尽，而阳气盛，则寤（睡醒）矣。"因此，中医认为失眠的病因关键在于阳盛阴衰，正如《类证治裁·多寐》所言："不寐者，阴虚阳盛之病。"因此调和阴阳是治疗失眠的根本方法。

在人体经脉中，有两条经脉叫做阴跷脉、阳跷脉。在中医中，这两条经脉是调节人体阴阳二气的重要奇经，又通于大脑及眼睛，

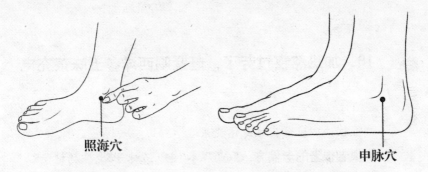

常按照海穴和申脉穴，能够调整阴阳，起到治疗失眠的效果。

因此具有调节睡眠之效，历代医家均十分重视这两条跷脉与人体睡眠的密切关系。在经络学说中，照海被认为联通于阴跷脉，申脉被认为联通于阳跷脉，因此刺激这两个穴位，就能够调整阴阳，起到治疗失眠的效果。

按摩三阴交也是为了调和阴阳。三阴交这个穴是足太阴脾经与足厥阴肝经、足少阴肾经交会之处，三条阴经相交，可见此穴为"阴中之阴"。刺激此穴时，能够起到强盛阴气之效，正好能够针对失眠之"阳盛阴衰"的病机来治疗。

客观地说，现代医学对于失眠的认识还很不深入，临床上经常可以看到不少患者长期失眠无法治愈，只能依靠吃安定片来维持，这类状况往往被称为"顽固性失眠"。临床上我发现，对于此类患者，照海、申脉、三阴交这三个穴位往往可以有效，尤其那些已服用过多种药物仍无效的患者，不妨转换下思路，试试穴位按摩这种非药物疗法，往往会有意想不到的结果。

除了按压穴位法，失眠的患者还可以试试一个小偏方：每晚入睡前，在枕头旁边放10克切成丝或细末的生姜，要求让鼻子能够闻到淡淡的生姜香气。此法坚持使用，快则十天，慢则一个月，一般就能起效。

19. 加班熬夜过劳了，赶紧喝西洋参五味茶充电

症状：加班熬夜后身体疲累

很老很老的老偏方：取西洋参5克、五味子5克、枸杞子5克，夜班时加入适量茶叶共同泡水饮用，可酌加蜂蜜调味。

岁末年终，往往是很多公司冲刺突击的关键时刻。冲指标的冲指标，做总结的做总结，做核算的做核算。本来就已经很忙的上班族为了赶上进度，更是不惜加班加点。这么一来，就会出现各种各样的加班综合征。

有一天我接诊了一位李女士，她是一家大公司里的财务，由于工作繁忙，已经连续加班两个星期了。每次加班的时间都很长，很多时候凌晨还在公司，也不乏通宵达旦。直到有一天，家里人说她脸色很苍白，整个人就像"没电"一样，她才意识到自己的身体快要熬不住了。好不容易请同事代班，休息了一天，但好像更累了，毫无恢复精神的迹象，这才决定来看医生。

我观察了她的气色，发现她面带菜青色，整个人看上去很没有精神，再给她把脉，发现李女士的脉象非常虚弱，脉搏几乎难以摸到跳动的感觉。显然，李女士这是疲劳过度，典型的气虚证候。

一般情况下，正常人疲劳后，休息一晚就可以恢复充沛精力。但是加班者的工作时间远远超过了休息时间，过度伤精耗气，又无法通过充足的休息补充回来，隔天起床，还是会感到非常疲倦。对于这种疲倦，很多人都不会真正重视，就算重视起来去医院专门做体检，抽血化验拍胸片等折腾一阵子，各项理化指标的结果往往

都会显示正常。但体检正常，并不代表真的没病，这种情况在中医看来已属于"气虚"之象，如放任自流，继续长期过度劳累，轻者造成免疫力下降，易感冒发烧，严重的话，则容易造成痰湿内生，可能滋生肿瘤疾病；气虚还容易造成血瘀之象，淤血阻滞心脉、脑脉，就容易导致心脑血管疾病，近年来各种媒体已经报道了很多位职场精英突然猝死，英年早逝的案例，他们的悲剧，就与长期劳累、过度气虚有关。

李女士听我讲完，很是紧张，说自己这种加班的工作状态，短时间内还摆脱不了，问我该吃什么药来进行调理。我告诉她不必担心，她这还不算太严重的，可以先用个简单的小偏方应对：取西洋参5克、五味子5克、枸杞子5克，开夜班时加入适量茶叶共同泡水饮用，可酌加蜂蜜调味，每天服用至少一次。

从中医阴阳理论角度看，夜晚属于阴，长期熬夜者，由于缺乏睡眠，既伤气，又伤阴，使全身心、肝、肺、脾、肾五脏均亏损，所以治疗上最好是既补气阴，又调五脏。方中的西洋参就具有补气养阴的功效，而五味子则起到调五脏之功。西洋参又名花旗参，它的好处很多人都知道，不必细说。但五味子可能一般人不太熟悉，其实它具有悠久的应用历史。五味子，顾名思义是一种具有辛、甘、酸、苦、咸五种药性的果实，《新修本草》记载："五味皮肉甘酸，核中辛苦，都有咸味"，因此有五味子之名。古人认为，这种五味俱全的果实，能对心、肝、脾、肺、肾等人体五脏均发挥补益作用。如早在《神农本草经》里就记载："五味子主益气，补不足，强阴，益精。"晋《抱朴子》有关五味子的记载是："常服能返老还童、延年益寿。"明《本草纲目》记载："补虚劳，令人身体悦泽、明目。"中国古代的王宫贵族和中药名师，都喜欢经常服用五味子以强身健体。这个习俗至今在韩国仍非常流行，韩国人感到疲倦时，往往就会饮用五味子茶。首尔的仁寺洞地区，聚集着几十家韩国传统茶茶馆，几乎家家都有五味子茶供应。又比如在济州岛，家家户户的餐桌上都少不了两件宝，一个是泡菜，而另一个就是五味子。

现代药理研究也证实了五味子的补益作用，发现它含有五味子素、五味子粗多糖、五味子醇甲等多种有效成分。五味子素能改善人的智力活动，提高工作效率。五味子粗多糖能明显延长工作时间，具有抗疲劳作用。五味子醇甲对脑细胞有保护作用。药理研究还发现，五味子对中枢神经的不同部位都有兴奋作用，可以在一定程度上提高人的智力活动，提高工作效率。有研究以健康男青年试验，以规定时间内穿针引线、听电话的正误率或长距离赛跑为评价指标，发现服用五味子后，注意力、灵活性和耐力明显提高了。此外，护肝、调节免疫力，保护心血管也是五味子的功效。总之，不管从中医角度，还是从现代医学角度看，服用五味子都是非常有益的。

至于枸杞子，早在《很老很老的老偏方，小病一扫光》里就提到过它的好处，与花旗参、五味子共同使用，可谓强强联手，疗效更佳。

李女士按我说的回家泡茶饮用，很快就觉得精神了不少，工作效率也大为提高，顺利完成了各项任务，年底还被单位评为了优秀员工。听她告诉我这个消息时，我很是欣慰，但还是提醒她要注意休息，必须避免长期加班熬夜，因为这是违反人体生理规律的，长年处在这样的工作状态，就不是药物所能帮助了。

像李女士这样的上班族，真不知道还有多少。出于种种原因，明知道这样的工作方式对自己有害，却难以下决心摆脱，这样的心情，应该很无奈吧。但愿上面的偏方，能给大家一些帮助。

20．开车急躁易发怒，按按头顶百会穴

症状：性子急躁，路怒症

偏方：深按百会穴，配合收缩小腹肌肉，进行缓慢深呼吸。想象按压头顶百会穴的手指发出一股真气注入体内，将心中的怒气向下打压，同时腹部的吸气亦将心中的怒气向下吸引，在丹田化为无形。

有一次和朋友出去办事，正值下班高峰期，路上车很多，本来还可以走走停停，不想前面几十米有两部车突然发生了轻微刮碰，停在了路中心，结果后面的车流就完全停下了。等了几分钟，旁边的一辆私家车里，一位姑娘突然打开车窗，对着前方的两辆事故车破口大骂，督促他们尽快把车开走，见对方没反应，她爆出一连串粗口之后，又接着狂按喇叭。我朋友下意识地看了看她，奇怪地说，她的样子很淑女呀，怎么骂起人来比男人还粗鲁呢！

我笑了笑，说这没什么好奇怪的，这是典型的"路怒症"，也可以叫"交通心理烦躁症"。"路怒症"的概念最早来自国外心理学，英语为"road rage"，指带着愤怒的情绪驾驶，形容在交通阻塞情况下，驾车压力与挫折所导致的愤怒情绪，经常被超车、拥堵或看不顺眼的现象激怒，并因此出现粗话、谩骂、过激、甚至大打出手的行为。如路面积水行车不减速、开大音响招摇过市、前车速度稍慢后车就不停地闪大灯催促、随意对其他车辆或行人进行谩骂、猛按喇叭与路人抢道、向车外吐痰或抛掷杂物等行为是"路怒症"的典型表现。"路怒症"已成为汽车时代的通病，在诸多国家引起广泛关注，

在我国，随着汽车的普及，"路怒症"的发生也越来越普遍，我看过一项网络调查结果：近九成的受调查者表示身边有很多"路怒者"，23.4%的人甚至直接承认自己就是"路怒者"。

路怒症的产生既有生理学上的因素，也有心理学的原因。从生理学角度看，都市里由于空气污染大，驾车人一般都紧闭着车窗，人长时间处于空间狭小的车内，空气流通不畅，容易造成大脑缺氧，情绪就容易激动、急躁。从心理学角度看，"路怒"往往是一种"迁怒"，是将个人郁积在心里的怨气或其他不良情绪发泄出来。尤其是很多驾车人士身处职场，虽然可能开着好车，心里却积攒着职场压力、房贷、经济负担等多重大山，碰到路上的拥堵和磕碰等情况，就可能成为导火索，使他心里的压力爆发出来，从而导致马路上的愤怒和争执。

要防治路怒症，一方面要注意养成良好的心态，一种知足常乐的心态。不妨对照一下以前没车时出门走路、挤公交车的状态，找到有车开的满足感。二是要记得"小不忍则乱大谋"，要想想自己发怒，如果引起争执，可能会引发打斗、肢体冲突等不必要的事件，那就损失大了。另外，开车时要听些轻松的音乐来舒缓情绪，并注意不时打开车窗，让新鲜空气进入车厢，保持大脑的轻松和清醒。

这里还有一个小偏方可以推荐给大家使用，在心情烦躁，路怒症想发作的时候，可以采取深按百会穴的方法。百会穴位于两耳尖连线和头顶正中线的交汇处，也就是头部的正中央。深按这个穴位，同时配合收缩小腹部肌肉进行缓慢的深呼吸。想象按压头顶百会穴的手指发出一股真气注入体内，将心中的怒气向下打压，同时腹部的吸气亦将心中的怒气向下吸引，在这两股力量作用下，想象心中的怒气被吸入小腹丹田处，化为无形。反复做5次后，即可觉得心情放松下来，恼怒感明显减轻。

这个方法为什么有效呢？里面其实蕴含了三个作用机制。

第一，穴位作用。百会穴位于头顶正中，人体阳经、督脉均在

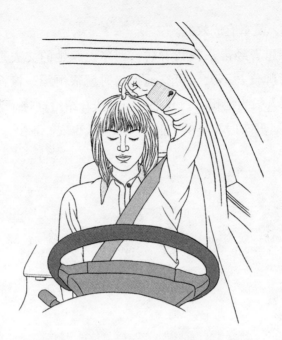

遇到堵车，按按百会穴，就可避免急躁。

此交会，从经穴图上来看，百会穴四周各穴罗布有序，大有百脉朝宗之势。现代临床和实验研究均表明，百会穴是调节大脑功能的要穴：一方面，百会穴对于改善大脑的供血有肯定的作用，比如临床治疗头晕的患者，常可采用在百会穴进行艾灸的方法进行治疗。由于路怒症与车内空气憋闷、大脑缺氧有关，而按压百会穴恰能改善大脑供血供氧，因此正好适用。另一方面，路怒症可以归为"焦虑症"的一种，而百会穴被认为对于大脑神经功能有良性调节作用，在焦虑症的临床治疗中被认为是必不可少的要穴。有学者对针灸临床治疗焦虑症的现代文献进行整理，发现选取最多的就是百会穴。

　　第二，收缩小腹部肌肉进行缓慢深呼吸，亦即腹式呼吸，能够兴奋体内的副交感神经，使人的情绪变得平静。

　　第三，暗示作用：想象手指输出真气，小腹吸引怒气，将心中的怒气化为无形，均为一种有效的心理暗示治疗，对于路怒症这种心理疾病，是卓有成效的。

　　有位患者经常来找我看病，偶尔说起她的丈夫是位公交车司机，平时脾气并不大，可交通拥堵时就很烦躁，像换了一个人似的，让家人很为他担心。我把这个方法介绍给这位患者，听说她丈夫练习后，开车时牢骚少了很多，家里人也安心不少。

21．一看电脑就烦躁？试试合欢红枣茶

症状：电脑狂躁症

很老很老的老偏方：取合欢花1朵、红枣5颗、冰糖适量，将合欢花、红枣和冰糖一起放入杯中，加入沸水，加盖后浸泡10分钟，可代茶饮服，可于上班时常服用。

　　周小姐是一家游戏公司的网络推广员，每天的工作就是不断刷微博，发帖子，进行各种形式的网络宣传。下班后也没什么别的爱好，就是抱着笔记本在网上看电影、聊天。同事们都说她把电脑当成了"男朋友"。前段时间，她忽然对"男朋友"发起火来。她使用的电脑是公司两年前购置的，使用久了，经常会出些小毛病，有时候是程序死机，有时候是键盘上某个键不灵敏，周小姐以前只是发几句牢骚，近来却似乎再也忍耐不住，经常在电脑出毛病时发脾气，动不动就拍击电脑屏幕来解气。

　　有一次领导给她下了任务，让她下班前交个推广文案上来，周小姐忙乎了一个小时，眼看就要大功告成，电脑却突然死机。重新开机后，她发现刚才辛苦撰写的文稿消失得无影无踪，顿时火冒三丈，拿起鼠标和键盘就往地下扔，把同事们吓了一大跳。她这种状况几乎天天出现，同事们都为她捏了把汗。其中有位同事认识我，他怕周小姐这样下去，过不了多久就被解聘了，就劝她来找我看一看。

　　在门诊见面，周小姐看上去非常正常，就是个普通的上班族。她怀疑自己精神上出了问题，担心这样发展下去成为神经病。我问起家族是否有病史，她说这倒是没有，而且自己以前也没有任何异

样，只是近几个月才出现了一些症状。

周小姐说自己也知道，因为那些电脑的小问题而对电脑发火显得挺可笑，可就是控制不住情绪，火气特别大，每次要发泄完才能得到平息。听她介绍完情况，我估计她是得了"电脑狂躁症"。这个病其实并不少见，英国的一项对白领上班族进行的调查显示，80%的被访者表示，曾经见过同事对电脑大动肝火，破口大骂，进而"拳打脚踢"，甚至把鼠标或键盘抛出门外或窗外！25岁以下的被访者中，约有15%表示，曾经因电脑坏掉而产生向同事发泄或者破坏公司设备的冲动。另一项类似的调查发现，50%以上的被访者会因为电脑发生故障而埋怨公司电脑部的同事，责怪老板的也有10%。

"电脑狂躁症"的直接诱因是由于电脑在使用过程中出现故障，但究其产生的真正原因，主要是工作压力、心理因素造成。具体来说，有以下几种情况：1.来自上级的压力：当人们受到来自上级的巨大压力，要求他们在很短的期限内完成某项工作时，他们会感到压力大而致情绪低落以致失去控制。这时候，有些人不是向上级反应情况，而是选择对没有生命的物体实施攻击来发泄不满情绪，如他们使用的键盘、鼠标或者显示器等；2.电脑使操作人员精神压力增大：为赶工作进度，电脑操作人员往往精力高度集中，精神高度紧张，并且往往是连续长时间工作。长时间的精力高度集中，容易使操作人员对外界干扰反应强烈，电脑一旦出现故障，容易冲动，最直接的攻击对象就是键盘、鼠标或显示器，因而电脑也就成为这些人的"出气筒"。

周小姐问我这个病有办法治疗吗？说她现在真是一见电脑就心烦，一碰电脑就想骂人，这样真是连班都上不了。我告诉周小姐有一条偏方可以试用：取合欢花1朵、红枣5颗、冰糖适量，一起放入杯中，冲入沸水，加盖浸泡10分钟，代茶饮服。这个方子很简单，而且味道不错，很适合上班时饮用。

其实所谓的"电脑狂躁症"，从中医的角度来说，就是一种情志病。合欢花入药始载于《神农本草经》："合欢，安五脏，和心志，令人欢乐无忧。"三国时期的《养生论》也有"合欢解忿"的记载。中医认为，合欢花性味甘、平，归心、肝经，具有解郁安神的功效，主治心神不安，忧郁烦恼。一些常用的解烦闷的方剂如"解郁合欢汤"、"蒺藜合欢饮"等，均以合欢花为主药。现代药理研究也发现，合欢花的有效成分为槲皮苷，它具有镇静、安神，以及抗抑郁焦虑情绪的作用。

至于大枣，则有"调心肝、调营卫、悦颜色"的作用，在著名的安神镇静方剂"甘麦大枣汤"、"苓桂甘枣汤"中，大枣都是主药。现代药理研究则发现，大枣中的黄酮类化合物具有镇静、安神的作用。合欢红枣茶将两味解闷除烦的良药共冶一炉，安神定志的效果自然不俗。

周小姐平时也喜欢喝一些花茶什么的，所以她觉得这个偏方很适合她用，主要是简便易行。回去后，她每天都泡几次合欢红枣茶，原本暴躁的情绪很快就消失了。

电脑狂躁症毕竟是一种情志疾病，所以注意在心理上自我调节也是很有必要的。要认识到电脑毕竟是个死物，是个机器，出问题是正常的事，不出毛病才是没道理的。最关键的是，机器没有思维，你对它大吼大叫生多大的气也没有作用。所以当电脑出了故障，惹恼了你时，要注意及时冷静下来，理智地考虑一下，一个活的人对一个死的机器发火，难道不觉得荒唐可笑吗？如果发现自己的情绪实在难以控制，最好先脱离电脑，转移一下自己的注意力。注意到以上几点，一般就不容易出现电脑狂躁症了。

22. 上班犯困打瞌睡，小小牙膏可有大用途

症状：上班嗜睡、无工作状态

很老很老的老偏方：

①睡意来临时，用有芳香气味的牙膏刷牙漱口，或直接将牙膏抹于鼻腔黏膜处。也可以将鼻子浸入冷水中，刺激鼻黏膜。

②捏住左手的拇指指尖，向掌面折弯，再向后扳，反复10次。再对另外四个手指和另外一只手进行同样的操作。

③用手指顺时针或逆时针地刮眼眶，一般一只眼眶至少刮10圈，要求用一定力度，刮得微痛为佳。

"上班没精神，下班一条龙"，恐怕许多上班族都会有这样的切身体会吧。一份调查指出，有3～4成的上班族在早上刚上班时会疲倦，没精神，打瞌睡。尤其在每周的星期一早上，很多人来到公司时都会呵欠连天，迟迟进入不了工作状态，有个"星期一综合征"的说法，讲的就是这种情况。

阿强是一家外企的员工，去年才刚参加工作。年轻人强调享受生活，所以阿强每天下班后都给自己安排了丰富的活动，吃饭，唱卡拉OK，泡吧，就着啤酒在路边摊吃烧烤，熬夜打网络游戏，凌晨起床看欧洲冠军杯足球直播……他的夜生活丰富多彩，但后果是早上经常不想起床，强打起精神回到公司，工作起来又很难集中精神，坐着坐着，就低头打起瞌睡。他觉得每天早上上班，刚开始工作的那一个小时效率非常低，做事拖拖拉拉，还因此被领导批评过

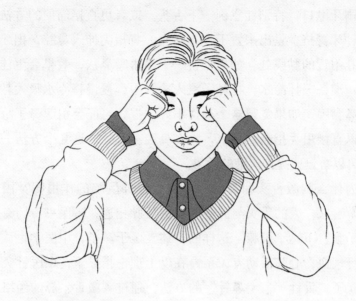

用手指顺时针或逆时针地刮眼眶，上班不再打瞌睡。

几次。他知道长期这样下去，很不利于自己的职业前景。为了使自己尽快进入工作状态，他一上班就泡茶、喝咖啡，但觉得效果并不理想。

一次活动时，他认识了我，得知我的职业后，马上向我请教这个烦恼，希望我教他个好方法，彻底治一治自己这条"瞌睡虫"。

我告诉他要治本的话，他得自己安排好作息时间，避免过多的夜生活，阿强听了面露难色。我见他为难，拍拍他的肩膀表示理解，毕竟年轻人刚进入社会，有了经济支撑，面对社会上的各种诱惑，有去体验、享受的心态并不奇怪。等过上一段时间，各种新鲜玩意儿都尝试过了，一般就不会再那么多夜生活了。不过在此之前，我得教阿强几个小窍门，以利于他上班时尽快提神醒脑，保证自己的工作效率。想了一下，我给他提了几个建议：

第一，让他上班时带支有芳香气味的牙膏，而且以含有薄荷成分的牙膏最佳。到单位后如果觉得精神状态很差，睡意来临，就用牙膏刷牙漱口，特别注意刷一下舌头。或者更直接简便的方法，是将这种牙膏挤少量出来置于食指指尖，将指尖伸入鼻腔，把牙膏涂在鼻孔附近的黏膜处。如果配合一下冷水吸鼻法，效果会更佳，具体是：准备一杯冷水，将鼻子浸入冷水中，慢慢将冷水吸入鼻腔，刺激鼻黏膜。如果觉得这个动作不好掌握，可能会引起鼻子呛水，也可以直接用手指蘸点冷水，涂在鼻腔黏膜处。这几个方法一经使用，可以有迅速提神醒脑的效果。

为什么刺激舌头和鼻子，会起到提神醒脑的作用呢？因为从中医学看来，人的舌头与五脏六腑的经脉相通，古医书专门有"舌上通于脑，下达于脏腑"这样的论述。至于鼻子，中医学也认为它与全身气血、心肺活动有关系。在以上理论指导下，中医针灸学专门创立了"舌针"、"鼻针"的方法，通过刺激舌、鼻的经络来起到醒脑开窍的效果。比如临床上许多昏迷的患者，往往就会用到这两种疗法来对大脑刺激，促进患者苏醒，达到"醒脑开窍"，使昏迷患者苏醒的目的。刷牙、漱口、挤牙膏、鼻腔泡冷水这些方法，其实是效仿着"舌针""鼻针"的方法，是通过芳香气味，或者低温，来对鼻腔、口腔里的经络、神经感受器进行刺激，这种治疗思路，对于完全昏迷的患者都有效，何况只是昏昏欲睡的普通人呢。

第二，还可以试一下折手指法。先捏住左手的拇指指尖，向掌面折弯，再向后扳，反复10次，再对另外四个手指进行同样的操作，然后换到右手，进行同样的操作。中医理论认为，手指分别有心经、心包经、肺经等多条经络通过。扳手指，实际就是在刺激这几条经络。心气旺，则神气强。另外，手指尖处还有"十宣"穴，这个穴位在临床上往往用于治疗植物人和中风昏迷者，有显著的促醒、醒脑之效。用在普通人身上作提神之功，那可谓是杀鸡用牛刀，轻而易举了。

此外，刮眼眶也是个不错的选择，具体操作有点像做眼保健操，用手指顺时针或逆时针地刮眼眶，一般一只眼眶至少刮10圈，要求用一定力度，刮得微痛为佳。眼眶与大脑中枢神经也有密切关联。早在明代医著《证治准绳》就对眼眶有这样的论述云："有旁支细络莫知其数，皆悬贯于脑"。在中医针灸学里，专门有一个"眼针疗法"，就是通过刺激眼眶周围穴位来治疗脑部疾病。现代先进的显影技术也证实，刺激眼部周围穴位后，大脑的供血和供氧，能够得到迅速改善，从而达到醒脑、提神等良效。

　　以上几个方法，做起来方便，效果也不错，很适合阿强这些上班族试用。不过话说回来，要想纠正上班打瞌睡的毛病，最重要的还是自己的生活习惯和心态。如果把身体锻炼好了，生活规律了，又有上进心，上班想打瞌睡也不那么容易。

23．早醒睡不好，常吃半夏小米粥

症状：早醒，睡眠障碍

很老很老的老偏方：制半夏10克、小米50克，加水500毫升，沸后转小火熬20分钟成粥。每晚睡前1小时喝粥，连用4～7天。

在很多人的观念中，晚上躺在床上，翻来覆去睡不着觉，才是睡眠障碍。事实上，睡眠障碍的范畴很广，除了入睡困难、睡不着之外，早醒、多梦、醒后疲乏像没睡一样，这些症状均是睡眠障碍的表现。

梁女士供职于一家保险公司，干她这行的人，患失眠症的不少。梁女士在入睡阶段倒好，一上床就能蒙头大睡，可是凌晨三四点时，往往会莫明其妙地醒过来，之后就一直无法重新入睡，只能躺在床上闭目养神。因为工作忙，她入睡时一般都比较晚，这点睡眠时间根本保证不了休息。无奈之下，她只好经常吃点安定片，吃药的时候早醒的症状就没有了，可是只要一停药就恢复原状。患病的这段期间，她的工作业绩急速下降，令她在公司的地位大受影响。她去看过好几位医生，吃过中药，也尝试过针灸、穴位按摩等手段，但效果总是不理想，算上我，已经是她找的第七位医生了。我仔细看了她带来的病历，发现一些失眠治疗的常用中药方、穴位，之前的医生都已经给她用过了，显然我不能再继续前人的路子，否则肯定死路一条。我仔细给梁女士把了脉，沉思了一会，决定给她用个不太寻常的方子：半夏小米汤。这个方子非常简单：取制半夏10克、小米50克，加水500毫升，沸后转小火熬20分钟就好。每晚睡前1小时喝粥，连用4～7天。

半夏小米粥之所以说不太寻常，是因为在现代中医临床中很多人根本不知道这个方子，很少使用。一般人都知道半夏化痰湿的功效，但很少人会将之和失眠联系起来。其实这个方子来源古远，最初见于数千年前的《黄帝内经》。在这本我国最早的医学著作里，很多文字是用来描述诊病治病的思维方式、纲领、指导原则，专门论述具体方药的篇章却非常少。全书统计下来，仅仅记录了十三条具体方剂，其中之一就是专为失眠而设的半夏小米粥，可见其重要性。只是后世人对此方不太重视，所以才会知者甚少。即便有人使用，也主要从"胃不和则卧不安"，而半夏归脾、胃经这个角度出发，认为此方仅仅适用于胃部不适、痰湿内阻的失眠患者，这就大大限制了本方的应用范围。

其实古人对于半夏小米粥治失眠的机理并不是从调理脾胃角度考虑的。在中医的阴阳理论里，人清醒的时候属"阳"，睡眠的时候属"阴"，睡眠就是从阳转入阴，阴阳交通得好，睡眠质量就高，反之则会出现各种睡眠障碍。半夏、小米正好有调和阴阳、交通阴阳的作用。方中的半夏，生长于夏季之半，此时气温还是很暖和，阳气旺盛，而阴寒之气也开始萌动。中医认为，这一种生长特点，让半夏天生就拥有了"从阳到阴"的药学特性，所以有了交通阴阳之效。而小米药性甘寒，能泄阳补阴，致使阴阳调和。

而从现代药理学的角度看，半夏小米汤治疗失眠也很有依据：半夏含有葡萄糖甙、胆碱、三萜类化合物、半夏结晶蛋白及多种氨基酸成分，具有良好的镇静神经中枢的作用。此外，半夏还含有扩张血管、改善脑部供血的成分，因此还能保证患者脑部的供血供氧，提高睡眠质量。小米中含有丰富的色氨酸，且色氨酸含量在所有谷物中最高，每100克小米中色氨酸的含量高达202毫克，色氨酸的作用，就是能促进大脑细胞分泌出一种抑制大脑功能活动、促进睡眠的神经递质。此外，在睡前进食一小碗温暖的小米粥，会让人产生一种舒适的温饱感，更容易出现睡意。想想我们中午吃饱喝足后想睡觉的体验，就不难理解。

梁女士记下这条偏方，打算回去服用。临走时我提醒她，半夏一定要用中药房里买的制半夏，别用生半夏，否则容易中毒。她听了我的嘱咐，回去试吃了一个星期后，睡眠即大为改善。又继续吃了一个星期，睡眠已经基本恢复到正常的状态。

第三章

腰酸背痛老偏方，
拥有健康，当然成功

日常体痛可不能掉以轻心，有可能已经步入早衰的行列。

很多上班族都有这样的体会，在办公室坐了一天，到下班时已经像一块化石，稍微动一下都会腰酸腿疼，浑身不自在。如果从事教育、商业、服务这些行业，情况可能更严重。这些因为工作习惯而导致的肢体疼痛，就是"日常体痛"。

生活中有日常体痛的人并不占少数。曾经有团体对主要大中城市的上千个打工族进行了一项健康调查，发现有六成以上的人会经常腰酸背痛。但人们对于这种情况常常都是听之任之，或者忍痛扛着。长此以往，只会进一步损害身体，提前进入衰老期。这里挑选了一些理疗和食疗的偏方，对一些较常见的体痛进行针对性的治疗，做起来简便，效果却很好。

24. 脖子痛、肩膀疼，做几个简单的运动就好

症状：颈肩酸痛僵硬

偏方：常做"夹脖子"和"推门框"运动。

一天午休的时候，内科一名护士小玲来找我，手里还拿着一张X光片。刚开始以为是托熟人看病的，一问才知道是她自己有问题。她的工作是专门在电脑前过医嘱，一上班就正襟危坐，对着电脑进行操作，长时间保持同一个姿势，脖子和肩膀又酸又硬。今天早上她的症状又犯了，小玲以为是自己颈椎出了毛病，于是拍了张颈椎X片，来找我帮她看看。

我把X光片简单看了一下，没有什么大问题。检查一下，小玲颈肩部的肌肉有多处地方压痛，肌肉也显得僵硬。我告诉小玲，她这只是颈肩部肌肉的毛病，跟颈椎骨头可没有关系，拍X片也意义不大的。我给小玲做了一下颈肩部肌肉放松的按摩，几分钟后，小玲就觉得症状明显减轻。她很高兴，但又发起愁来，说她这个症状是一上班用电脑就要发作，她的班排得也很满，请假也不容易，很难有时间来找我按摩，有什么办法能在疼痛发作时，自己简单处理一下呢？我说当然有，推荐了两个方法给她。

第一个方法是"夹脖子"，具体操作如下：

第一步，身子坐直，使颈部处于正中位置，然后让颈部慢慢向正右侧的肩部侧弯，直至耳朵贴紧肩部，再用力收缩颈部及肩部的肌肉，使颈部侧面及肩部尽量夹紧，保持数秒钟，放松肌肉，再次夹紧。如此反复5次。

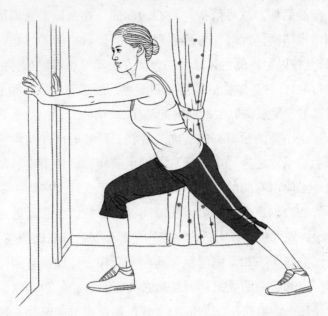

长期面对电脑，脖子痛、肩膀疼，做做"推门框"，就不会再痛了。

第二步，恢复颈部正中位置，让颈部慢慢向右斜后方的肩部弯曲，直至颈部斜后方的肌肉贴紧肩部，再用力收缩颈部及肩部的肌肉，使颈部斜后方与肩部尽量夹紧，保持数秒钟，放松肌肉，再次夹紧。如此反复5次。

第三步，恢复颈部正中位置，让颈部慢慢向正后方弯曲，直至后脑勺贴紧脊柱，再用力收缩颈部及肩部、脊柱处的肌肉，使后脑勺处与脊柱尽量夹紧，保持数秒钟，放松肌肉，再次夹紧，如此反复5次。

第四步，按以上方式再让颈部向左斜后方、正左侧面的肩部做夹紧动作。

以上四步做完，就相当于颈部从右向左画了个半圆形一样。颈部的不适感立即就能得到明显舒缓。

第二个方法——推门框。它的做法比夹脖子要更简单，具体的操作方法是：站在门口，双臂展开，双手扶住门框两侧，右腿前弓，左腿后伸，成弓箭步，重心向前倾，在身体重量的协助下，双手向前推门框，此时即可感到肩部的肌肉被拉伸的感觉，保持这个姿势1分钟以上，然后休息片刻，换左腿前弓，右腿后伸的弓箭步，再推门框1分钟。做完后即可感到酸痛的肩部明显舒服多了，如仍觉不适，可再重复做数次推门框的动作。

护士小玲的颈肩部酸痛僵硬症状，是长时间使用电脑导致的，临床上可以称之为"电脑颈"、"电脑肩"。使用电脑时，颈部长时间处于向前弯曲的姿势，而肩部则处于长时间内收的姿势。保持这样的姿势，颈肩部的肌肉长时间保持着收缩状态，迟迟得不到有效放松，局部积累了大量代谢废物，导致颈肩部肌肉酸痛、僵硬。

"夹脖子"和"推门框"这两个动作，均能够起到强制性放松颈部、肩部肌肉的效果，而且通过夹紧、放松，再夹紧，再放松这样的循环，能够挤压颈肩部的血管，加速血液的流动，帮助排走局部积聚的代谢废物。只要做完上述两个动作，就能立刻感到神清气爽，本来像压了块大石头的颈肩部立即就能觉得轻松，又可以重新投入到紧张的工作中了。

小玲按我教的方法试了一下，果然觉得做完动作后，颈肩部就有种舒适的感觉。我又叮嘱她，首先，这两个方法最好是定时进行，一般建议在工作一小时后就停下手头上的活进行几分钟的锻炼，这样效果最理想。第二，这两个方法应该长期坚持，因为可以起到锻炼颈肩部肌肉，使之变得强壮的效果，颈肩部肌肉强壮了，耐力就会增加，这样长时间在电脑前工作后，酸痛僵硬病症的发作就会明显减少了。小玲按我说的做，一个月后见到她，小玲告诉我那两个方法果然好使，她每天坚持锻炼好几次，现在忙起来，即便在电脑前连续工作两三个小时，颈肩部也不觉得怎么难受。她的同事受她影响，也经常在工作间隙做做夹脖子和推门框运动，有时候两三个人还轮流排着队在办公室门口推门框。这情景虽然有点可笑，但只要身体健康，又有何妨呢。

25．长坐易腰酸背痛，两个偏方来帮忙

症状：久坐引起的腰肌劳损、腰椎间盘突出症

偏方：

①趴在地板或硬板床上，双手放于身旁，然后挺胸抬头，双臂用力往身体后伸直，同时腰部用力，带动大腿，让身体反翘起来，做飞燕式运动。

②仰卧在床上或地板上，两手平放于身旁，然后腰部用力，抬起臀部，使屁股离床或地板约10厘米以上，做拱桥式运动。

现代社会，越来越多的年轻人都有腰酸腰痛的毛病。用拳头捶腰这个动作，以前只看到老年人经常做，如今二三十岁的人，也会时不时伸拳在腰上捶。究其原因，主要与人们的工作、生活中多采用坐姿有关。上班坐一天，下班在电脑、电视前又坐一个晚上，缺少运动，结果很多人都患上了腰肌劳损、腰椎间盘突出症等腰部疾病。"工作不突出，腰椎间盘突出"，这句现代流行语，就说明了这一现象的广泛性。

几年前我接诊了一位二十多岁的施女士，她来看头晕的毛病。给她检查时，我意外地发现她佩戴着腰围，就问她腰部是不是有不舒服。施女士告诉我，她是一个录入员，每天要打数万字，上班时一坐下往往就是好几个小时。刚坐的时候腰还是挺直的，但工作时间久了，腰不知不觉就弯了下去，几小时下来，腰部往往会又酸又痛，要休息好大一会儿才能缓解。有一天，她突然腰痛得厉害，动都动不

了，送医院检查才发现得了腰椎间盘突出，还做了微创手术。

施女士以为手术都做过了，应该是根治了，但现实却并非如此。术后她重新回去上班，还是会经常觉得腰部酸痛，更没想到的是，年初做完手术，年底的一天，她突然再次剧烈腰痛发作，送医院检查，发现又患了椎间盘突出。幸好这次突出的不太厉害，只需要保守治疗，没有再进行手术。医生告诉她这个病跟她的工作有关，让她注意佩戴腰围保护腰部，她很听话，近半年来除了睡觉，天天都戴着腰围。

听施女士这么说，我问她是不是打算一辈子都戴着腰围呢？她说当然不是，戴腰围很不好受，尤其夏天的时候更不舒服，但为了预防椎间盘再次突出，她也只好忍着。我告诉她，其实有两个运动方法，她只要坚持锻炼一段时间，就能不戴腰围，也能够防治椎间盘突出了。

这两个动作，一个叫做"飞燕式"。趴在地板或硬板床上，双手放于身旁，然后挺胸抬头，尽可能地让头胸离开床面或地板，双臂用力往身体后伸直，同时腰部用力，带动大腿，让身体反翘起来。这个姿势像一只飞翔的燕子，保持此姿势大概5~10秒钟，然后放松肌肉，休息一下，再继续做这个动作，一般每次练习要做10次以上。

另一个动作叫"拱桥式"。患者仰卧在床上或地板上，两手平放于身旁，然后腰部用力，抬起臀部，使臀部离床板或地面约10厘米以上。这个姿势从侧面看像是座"拱桥"，因此而得名。坚持这个姿势大约10秒钟以上，然后放松，休息一下，再继续"拱桥"，拱10次以上。

这两个动作都很简单，两个动作做下来，也就花几分钟的时间。最好能够每天做上三四次。如果长期坚持做这两个动作，就可以使腰部的肌肉变得强壮。把腰肌锻炼强了，就相当于在腰上戴了一个天然的腰围，起到预防椎间盘突出复发的效果。这已经被多项

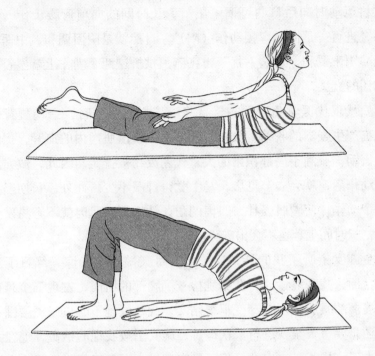

每天花几分钟做这两个动作，不再腰酸背痛。

临床试验所证实，比如有这样一个临床试验：以两组人群作为观察对象，一组教他们做腰肌锻炼法，另一组则不告诉他们腰肌锻炼的方法，半年之后发现，没有做腰肌锻炼的这组患者，腰椎间盘突出症的发生率是做锻炼的这组患者的5倍！

我还告诉施女士，她在犯腰椎间盘突出之前，工作时经常出现的腰部酸痛，其实是腰肌劳损惹的祸。飞燕、拱桥这这两个方法，对此病也有很好的防治效果。久坐工作的人，如办公室白领、司机等等，由于他们坐的时候腰部往往会不自主地向前弯曲，这样腰部、背部的肌肉就会处于紧张收缩的"工作"状态。时间久了，这些肌肉里就会积聚大量工作时产生的代谢废物，刺激局部神经感受器，就会产生腰酸背痛的症状。此时进行飞燕、拱桥运动，按中医的话说是达到"阴阳调和"。因为腰向前弯曲可谓"阴"，飞燕、

93

拱桥运动时向后弯曲可谓"阳"，长时间的向前弯腰工作（阴）后，进行一下向后弯腰动作（阳），自然就是阴阳调和。中医古话说"阴阳调和，百病不扰"，飞燕、拱桥这两个动作上就很符合这句话的真义。

从现代医学角度看，进行飞燕、拱桥运动时，会使腰背部的肌肉产生强烈的收缩、放松，能够强烈挤压肌肉内的血管，促进血液流动，有利于局部积累的大量代谢废物被排走。因此，做完这两个动作后，就会立竿见影，马上觉得舒服不少。此外，长期坚持这两个动作，使腰肌强壮，肌肉的耐久性增加，肌肉就不容易发生劳损，长时间坐着也不会出现腰痛了。

施女士听了我的话，回去坚持每天做三次锻炼，练习了三个月，回来找我复诊时，我给她检查了腰部的肌肉，发现三个月前她很瘦弱的腰肌，现在却变得很结实。我建议她不必再佩戴腰围了，但还是要每天至少进行一次锻炼。施女士按我说的话做，现在几年过去了，椎间盘突出的毛病再没有犯过，而且工作时也很少会出现腰部酸痛不适，每天从上班到下班，都能保持良好的工作状态，再不会被腰所累了。

其实对在办公室里的上班族来说，有一个更为简单的偏方，使用起来也更为方便，可以随时随地使用。具体方法：背部紧靠墙壁，两手垂直，掌心向后按住墙壁不动，努力慢慢将肚子向外送出到最大限度。重复这个动作5次，腰酸背痛，立刻减轻。

这个偏方其实与上面讲述的"拱桥式"动作很相似，所遵循的原理也是一样。每天对着电脑常坐的上班族，可以试试，很有效果。

26. 长期伏案易眩晕，按按后脑压痛点

症状：颈性眩晕

偏方：在枕骨下寻找到明显的压痛点，在此进行大力的揉搓，可起到立竿见影的效果。

前几天，我接诊了一位姓张的男性患者，他今年29岁，是一名电脑程序员。前一段时间，公司要赶编一个程序，他作为主要负责人，更是忙得团团转，经常连续四五个小时坐在电脑前不起来。今天早上，他正准备起身取水，突然一阵眩晕，差点跌倒在地上，旁边的同事急忙扶着他躺在沙发上休息。躺了一会儿，他感觉好一些，就起身继续工作，但发现，只要转头、低头或者仰头时，动作稍微快了点，立即会有明显的眩晕感。动作慢的时候，或者颈部不活动，则没有症状。他心里很着急，请了假就赶紧来医院就诊。

听他这么描述，我心里已经有了判断，问他目前是否还有这样的眩晕症状。张先生试着转了下头，马上闭上眼睛，连说发晕。他问我是不是因为过度疲劳引起的，要不要打点什么营养针补一补。我告诉他这不是问题的关键，他这个症状是典型的颈性眩晕，要治疗也很容易。

我让他背向我坐好，在他的双侧枕骨下缘处用手指按压，很快各找到一个明显的压痛点，在那里用力揉搓了数下，再让他转头活动，他试着转了几下，再仰头低头了几次，告诉我竟然已经全无眩晕不适了。这么快就消除了他的症状，潘先生非常高兴，连呼中医真是神奇，不可思议。

我给张先生解释，中医对此病的治疗看上去神奇，其中的道理却并不难理解。从中医经络学来说，在枕骨下缘处有少阳经、太阳经、督脉等多条经络通过，长期伏案工作，颈部长时间保持同一个姿势，气机流动不畅，会导致枕骨附近的经络经气壅滞，经络不通，眩晕发作。而从现代医学的角度看，在枕骨下缘有好几条颈肌连接于此，长时间伏案工作，颈肌长时间保持固定的姿势，会导致枕骨下缘处的颈肌发生痉挛，甚至产生损伤、组织粘连，挤压并刺激局部的神经感受器。在转颈时，这种挤压会变得更加强烈，导致神经感受器产生明显的神经信号，传入枕骨附近的脊髓神经，再通过复杂的神经传导机制，就可能干扰到分布在颈部椎动脉上的神经纤维，使椎动脉发生收缩，导致大脑缺血缺氧，这样就产生眩晕了。

还有些情况下，神经信号不会导致椎动脉血管收缩，而是直接上传至大脑神经中枢，神经中枢会"误认为"这个信号是个"眩晕"的信号，于是也会导致眩晕症状发生。这种疾病，临床上称之为"颈性眩晕"。值得一提的是，"颈性眩晕"很多人认为是颈椎骨质增生或者椎间盘突出引起的疾病，往往需要照X片或者CT、MRI，这其实是个误区。最起码根据我个人的临床体会，看过的颈性眩晕患者，95%以上都与骨质增生或椎间盘突出没有关系，而只是由于颈肌或其他软组织损伤导致的。

在枕骨下寻找到的压痛点，实际上就是颈肌痉挛，或者出现组织粘连的地方，在此进行大力的揉搓，能够起到迅速放松痉挛肌肉、解除粘连的效果，从而解除对局部神经感受器的挤压和刺激，自然能够达到立竿见影的效果。

我刚解释完，张先生就说那以后再加班就放心了，只要一晕，用用此招即可。我笑着说可不能这样想，任何疾病都是预防比治疗更重要，中医有句话叫"三分治，七分养"，其中就有重视预防这层含义。他的颈性眩晕是长时间工作引起的，所以平时工作时每隔一段时间就要停下来活动一下颈肩部，进行一下休息。具体该多长

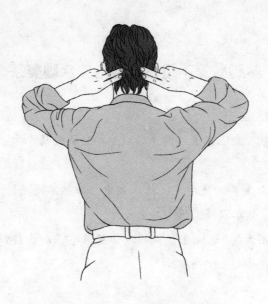

长期伏案易眩晕，按按后脑压痛点。

时间呢，想想我们上学的时候，每隔45分钟就要休息十分钟，参照这样的时间间隔就非常合适了。

张先生听了表示明白，又问这个枕骨下缘的压痛点具体是在哪个位置呢？我告诉他这可不一定，常见的位置会在风池穴、风府穴处，但因人而异，更多的情况下，这个压痛点并不是在某个固定穴位处，每位患者的具体情况可能大不相同，所以最好是在枕骨下缘处，从左至右仔细寻找，找到明显的压痛点后，在此处大力揉搓，一般即能起效。中医有句老话叫做"治病无定穴"，意思是说有时治病不要拘泥于某个穴位的限制，而要根据患者的具体情况，进行个体化治疗，颈性眩晕就属于这种情况。

经过这次打交道，张先生和我成了好朋友，经常带同事、亲戚来找我看病。有一次他告诉我，前几天他和部门领导出外公干，在车上领导突然觉得头晕，他立即用了我的方法应急处理，花一分钟时间就让领导的头晕症状消失了，领导因此对他大加赞赏，夸他不仅专业技术过硬，想不到还有一手绝活呢。

27．腿脚酸痛不用怕，泡泡姜水喝姜茶

症状：久立或长时间走路引起的腿脚酸痛

偏方：

①用生姜50克切片，放入盆中，加热水浸泡5～10分钟后泡脚，热水以浸至膝盖处为最佳。

②用生姜5～10克，切片或切丝煎水，加少许红糖，趁热服下，每天至少一杯。

有一天，一位老人家来门诊找我看病，她的侄女陪着过来。等我给老人家看完病，开好药，她侄女问我能不能给她也看看，我说没有问题，她有哪里不舒服尽管说，看我能否给她提供帮助。如果比较简单，不需要在电脑系统上开药，连号也不用补了。

老人的侄女说自己姓潘，最近找了份新工作，在西餐厅里当服务员，每天的工作就是迎宾，给食客上菜，送宾，这样大部分时间都在走动，几乎没有坐的功夫。一天上班下来，估计累计要走几十公里路程。下班回家，她的双腿又酸又痛。后来她发现了一个好办法，就是回家后泡泡脚，再坐在椅子上，把脚翘在桌上抬高，酸痛感就减轻多了。这个办法实行了一段时间，效果很不错。但最近餐厅的生意进入旺季，客人明显增多，她上班时经常要小跑着，工作时间也延长了，回家后双腿酸痛得更厉害，用热水泡脚和抬高脚的方法也不好使了。她耐受不住，专门请假休息了几天才算舒服些。她想问问有什么简便易行的办法能够对付这种情况，否则的话，她就得考虑辞职，不再干这份工作了。

我跟潘小姐说，现在社会竞争压力大，找份工作也不容易，如果只是因为这个原因就辞职，就没有必要了，因为我有把握解决她的问题。这个办法一点儿也不麻烦，她既然有回家泡脚的习惯，那就在准备泡脚水前，取生姜50克，切片，放入泡脚盆里，再倒入足量热水浸泡5～10分钟后进行泡脚。泡脚最好是能买高桶，因为这样能够浸泡至膝盖处，效果比盆子更佳。

我告诉潘小姐，除了生姜泡脚外用法，最好还配合一个内服方子，仍然是取生姜，量不必太大，5～10克即可，切片或切丝煎水，加少许红糖，趁热服下，每天至少饮用一杯。这样内服外用配合的话，她的双腿酸痛就能大大减轻。

生姜对付久站、久走而引起的腿部肌肉酸痛，原理在于，它内含有一些类似于像布洛芬、阿司匹林等消炎止痛药功效的有效成分，如生姜精油、姜醇等，还含有一些能够直接作用于大脑镇痛中枢的物质，因此对于肌肉酸痛的治疗与预防均具有较好的效果。

美国佐治亚大学的帕特里克·奥康纳教授为检验姜对肌肉酸痛的功效，曾进行了一项对照研究。志愿者通过举重练习来诱导肌肉酸痛的发生，然后一组参与者食用2克左右的生姜，一组则服用安慰剂，实验结果显示，与安慰剂组相比，服用生姜的志愿者肌肉酸痛的症状明显减轻。此外，药理研究表明，生姜还有预防血栓形成，防治心脑血管疾病等保健功能。民间有俗语说"冬吃萝卜夏吃姜，不用医生开药方"，所以经常使用姜的话，不但对肌肉酸痛有好处，对于强身健体，也是大有裨益的！

潘小姐记下我的建议，连连道谢回去了。后来有一次，她又陪老人家来找我复诊看病，告诉我用了我的方法后，腿脚酸痛的情况已经大为改善。多亏我的偏方，她才没有贸然辞职，现在已经升职为领班了。

28．长时间站立引起小腿抽筋，记得按这两个穴

　　症状：小腿抽筋、痹痛麻木

　　很老很老的老偏方：首先找到阳陵泉、委中两穴，在此二穴处各深按揉搓3～5分钟，如未能见效，则在阳陵泉与委中两点连线的区域上，慢慢按压寻找，如能找到明显的压痛点，则在该点重按、深压、揉搓。每天治疗1次，连治1～2周，一般即可痊愈。

　　陈小姐是一名商场销售员，上班需要长时间站立。半年前，陈小姐晚上睡觉时经常会因小腿抽筋而醒来，痛得她难以忍受，需要爱人在旁按摩、热敷后方能缓解。到了白天，抽筋虽无发作，但陈小姐却会经常感到小腿处酸麻不适。行走、站立或上下楼梯时，小腿后侧及外侧都会经常有疼痛、麻木感。每当操劳过度，或天气转冷时，上述症状更会加重。陈小姐去过好几家医院，医生都说她这是缺钙导致。吃了几个月的钙片，陈小姐却发现症状没有丝毫好转，通过朋友介绍，她找到了我。

　　听陈小姐讲述完病史，我问她现在小腿有没有症状，陈小姐说有，刚才上我这里的时候，楼下电梯坏了，她是走楼梯上来的，爬了五层楼，右边的小腿就开始难受了。我说有症状更好，有助于诊断她的病因。我让陈小姐站起来，我蹲在地下，用手指用力按住她阳陵泉、委中两个穴位，问陈小姐的小腿症状感觉怎么样。陈小姐惊讶地说，一按下去，小腿的难受劲儿就舒缓了许多。我点点头，告诉她病位已经找到了，让她忍耐一下，接着在这两个穴位处用力

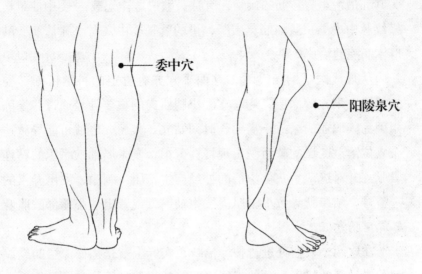

小腿抽筋，赶紧按委中穴和阳陵泉穴。

揉搓了几秒钟。虽然事先作了提醒，但陈小姐还是忍不住叫出声来，说揉搓的地方很痛。

我让她坐在椅子上，休息一下。半分钟后，陈小姐告诉我刚刚揉搓的地方疼痛劲儿已经消失了，而且小腿处不适的症状也一并没了。我说这就对了，刚才我按的地方是两个重要的穴位，正是治她这个病的要点。接着，我详细给她指导了阳陵泉、委中穴的取穴方法，让她回去每天在这两个穴位处进行按摩。考虑到她的力气肯定不可能像我那么大，我让她每个穴位均按摩上5分钟，每天至少一次，估计一周左右就能完全治好了。

两周后陈小姐再回来复诊，告诉我说这一段时间果然再也没有出现过抽筋情况，白天小腿后侧部的酸胀不适感也完全消失了。

小腿抽筋，中医又称之为小腿转筋，亦可称作筋痹、挛痹。阳陵泉穴在小腿外侧，腓骨头前下方凹陷处。中医认为此穴为"筋会穴"，善治筋病、痉病。早在《难经》就有记载："筋会阳陵泉，筋病治此。"委中穴则位于膝盖后面的腘横纹中点处，针灸学理论认

101

为其亦擅治小腿转筋的疾病，有针灸歌诀这样记载："委中曲瞅里，横纹脉中央……酸痛筋莫展"，讲的就是委中穴对小腿抽筋、酸痛麻木病症的治疗效果。

从现代医学的角度看，这两个穴亦有肯定的科学依据：委中穴、阳陵泉穴的深层，均有支配小腿肌肉的重要神经通过，像陈小姐因为其职业的缘故，需要长时间站立，久而久之就可能导致这两个穴位附近区域的软组织出现慢性劳损，发生局部软组织的粘连、紧张，并对这两个穴位深层的神经产生挤压、刺激，发出异常的神经信号，结果就导致小腿肌肉发生抽搐，或者出现小腿部酸胀麻木等异常感觉了。

在这两个穴位处进行按摩治疗，实际上就是搓松深层的组织，解除对神经的挤压，自然就能迅速起效。但是要注意，虽然委中、阳陵泉是支配小腿神经最容易受到挤压的地方，但有些患者的具体挤压位置却可能不在这两个穴位处，而是在委中、阳陵泉两点连线之间的区域上。所以如在委中、阳陵泉处治疗无效，就要调整治疗思路，在这个区域上寻找明显的压痛点，并进行治疗。如果这样仍然效果不满意的话，还应该加用阴陵泉这个穴位，它位于小腿内侧，胫骨内侧髁后下方凹陷处。此处也有支配小腿的神经通过，在此按摩，或者在阴陵泉与委中两点连线的区域上寻找明显压痛点进行治疗，一般就可以取得良效了。

有小腿抽筋、痹痛麻木病症的患者，如果补钙无效的话，就要考虑存在神经受压的情况。另外还有一种情况要注意，对于年纪较大的人，小腿抽筋还可能是由下肢动脉硬化闭塞症引起的。患此病的患者，由于下肢的血管狭窄，供血本来就不佳，当睡眠时，血流进一步减慢，代谢产物不能及时被血液带走而蓄积在腿部，达到一定浓度后就会刺激肌肉，发生小腿抽筋等现象。不过，该病会导致下肢的肤温降低，脚面冰冷，做动脉彩超检查更可以发现动脉明显狭窄，因此只要留意一下，是不难鉴别的。

29．巧按摩，膝关节不再痛

症状：**膝关节痛**

偏方：在膝盖周围，沿着膝盖边缘慢慢按压寻找，如找到一处明显压痛点（深层有条索样改变更佳），则用力按压至深层骨面处，再大力揉搓数下，力量越大越好。

有一天下班回到家时，楼下的邻居带着一个亲戚在家里等我，说是走亲戚来的，听说我的医术好，就顺便登门来求医了。这是一位30多岁的女子，自我介绍姓左。左女士说她"菠萝盖"经常痛，去过医院也没看好，这两天天气不好，又发作了。"菠萝盖"是广东人的方言，意思是膝盖，医学上的专用名词叫做"髌骨"。用手在膝关节处摸一下，可以摸到一块椭圆形的扁平骨头，这就是髌骨了。

左女士接着说了她的情况，她在一家私企里当中层干部，从去年开始，右侧膝关节就经常酸痛，特别是天气变冷、潮湿时，膝盖就会症状明显。疼痛的时候她贴块风湿膏药能够起到缓解作用，可是撕下膏药，第二天又会复发。后来，她去医院看病，拍了片子，医生说是关节炎，开了点消炎止痛药片，可一停药就症状依旧。听邻居说我治病很有一手，所以就过来看看。

请他们先进屋里等一会，我洗把脸换件衣服后，就出来给左女士看病。让她坐在椅子上，伸直右腿，我把手掌放在她的膝盖上压紧，然后让左女士反复弯曲膝关节。这个检查的目的是判断膝关节里面的软骨有无磨损，如果有磨损的话，那么压在膝盖上的手掌心就可以感觉到一种异常的细微震动摩擦感，就像是齿轮缺少润滑油转动时的摩擦感一样。但给左女士做这个检查时，我的手掌心处却没有这样的感觉。再在她的膝盖，也就是"菠萝盖"周围按压，发现有好几处压下去，患者有明显的酸痛感，在深处揉搓，还可以感到里面似乎有些细小的条索，搓一搓还有点咯吱咯吱响的感觉。

我告诉左女士，她得的不是膝关节炎。这种情况我在临床上也经常遇到，有许多膝关节痛的患者，去医院看，照个X片，或者CT、MRI的检查，然后医生往往就会依此而诊断为"退行性膝骨性关节炎"，开出消炎镇痛的药，或者一些修复膝关节软骨的药来。这其实并不是正确的思路，像左女士，她就不是膝关节内的软骨发生了磨损退化而导致的"退行性膝骨性关节炎"，而是膝关节周围的肌腱慢性损伤所导致的。

要知道，在膝关节的"菠萝盖"边缘周围，其实连接了许多条肌肉的肌腱。这些肌腱附着在骨头上的连接点由于长期的运动、拉伸，或者按中医讲的受风、寒、湿气侵袭，久而久之就容易出现慢性损伤，继而出现"菠萝盖"边缘纤维增生、组织粘连，挤压、刺激局部的神经和微细血管，令局部循环出现障碍，气血不通，就会产生反复的膝关节疼痛。尤其当天气变冷、潮湿时，外界的气温、湿度会使"菠萝盖"周围的微循环障碍更加明显，气血更加凝滞，这样就容易出现明显症状。由于肌腱在中医理论上叫做"筋"，因此，许多膝关节疼痛的患者，并非是膝关节软骨磨损引起的"骨病"，而是"筋伤"所致。现在医院里的MRI、CT机器虽然很先进，动不动要几千万元一台，但一般只能照出骨头的损伤，对于筋伤，却往往是无法准确显影的。

左女士听了我的讲解，连连点头，说她平时喜欢运动，上班时公司要求穿短裙，办公室里又长期开着空调，冷飕飕的。左女士的母亲去过她公司几次，提醒过她要注意穿长裤，别把膝盖冻着了，以后会留下后患。她当时听了，还以为老人家迷信，现在看来讲的还真有道理。

　　我告诉左女士，这种筋伤治疗起来并不困难，自己都可以动手处理，说完我跟她现场示范，在刚才发现的"菠萝盖"边缘压痛点处按压至深层骨面处，再左右上下大力地揉搓数下。按的时候，左女士忍不住大叫了几声，我没有管她，又继续在另外几个压痛点处用力揉搓。一分钟后治疗完毕，我让左女士休息上几分钟，再叫她起来走动走动，她依言活动，惊喜地说酸痛的症状已经消失了。我说这毫不奇怪，大力揉搓，实际上是揉松粘连的软组织，解除对局部神经、血管的挤压，使局部气血畅通，自然就能够马上起效了。如果病症比较轻，如此治疗一次，症状即可消失，病症重的，每日进行一次，一般一周之后也会有明显的效果。

　　不过，也要提醒一下，许多年纪大的膝关节疼痛患者，不仅仅存在着"筋伤"，也可能同时伴有软骨磨损的"骨伤"，这时候就得筋骨同治，光治筋就显得不够了。

30. 久坐引起坐骨神经痛，有的是对治妙方

症状：坐骨神经痛

偏方：将擀面杖加热，像擀面一样在臀部滚动，连擀10次，每天1次。7天为一疗程。

我所工作的医院名气比较大，经常有几百公里外的患者慕名前来。有一天我接诊了一位姓万的女士，她是坐朋友的车过来的，虽然有高速，但路上还是花了四五个小时。听万女士这样一说，我连忙让她坐下。想到人家跑这么远的路过来，如果不能看好的话，那就真过意不去了。

万女士居住在海边，她的工作是处理海产品，比如把生蚝的外壳撬开，把肉取出来之类的活。工作时她要么是蹲着，要么是坐着，一天上差不多十个小时的班。半年前，她出现了右小腿后侧轻微疼痛的症状，万女士也没在意，可渐渐的疼痛范围扩大了，从臀部开始至小腿的后侧都有疼痛感。万女士于是去医院看病，拍了腰椎CT片，医生看了结果，说万女士有轻微的腰椎间盘突出，压迫坐骨神经，就引起了坐骨神经痛，给她开了些风湿药膏和内服药，让她注意多卧床休息。万女士贴了药膏，吃了药，没什么效果。她自己又看电视广告，吃用了好几种治腰椎间盘突出、坐骨神经痛的药，也没什么用。现在她只要坐、蹲，或者走路、站立超过半个小时，从右边臀部开始，一直到右侧小腿处的区域就会有明显疼痛，非得躺下来休息才能缓解。今天这一路上过来，她是躺在小汽车的后座上，才撑过了四五个小时车程的。

　　我看了万女士带来的CT片，她确实有腰椎间盘突出，但并不严重，从片子上看，突出的椎间盘并没有压迫到神经。我让万女士俯卧在诊床上进行检查，先在腰部脊柱旁边按压，没有发现明显的压痛点，但在她右侧臀部往深层按压时，却能找到明显的压痛位置。我又让万女士脸朝上平躺在床上，将她的右腿向上抬起做直腿抬高试验，发现当腿抬起与床面的夹角呈大概60度时，她的疼痛症状就会出现，但超过60度后，疼痛症状却变得很轻微了。检查到这里，我心里有数了。我告诉万女士，她得的确实是坐骨神经痛，但并非是腰椎间盘突出所致，而是由臀部深层的梨状肌压迫引起，应该诊断为"梨状肌综合征"才对。

　　梨状肌，是位于臀部深层的一块肌肉，横向排列，一头连接于尾椎骨，一头连接于臀部外侧的大腿骨处，这块肌肉刚好与坐骨神经挨得很近。当患者长期处于坐、蹲的姿势后，可能会让这块肌肉出现慢性损伤，导致梨状肌出现痉挛、紧张，甚至出现慢性软组织粘连，导致紧挨着的坐骨神经受到梨状肌挤压、刺激，这样就产生坐骨神经痛的症状。容易患此病的人多是经常蹲着、坐着，比如经常蹲着干活的建筑工人，经常蹲着洗衣服、摘菜的家庭主妇，长期坐着的学生、白领、司机等。梨状肌综合征在临床上常常会被误诊为腰椎间盘突出症，尤其现在临床上对X片、CT的结果比较依赖，所以医生一看CT显示有腰椎间盘轻微突出，立刻就判断为腰椎间盘突出症了，患者也一直按照此病来治疗。CT检查虽然有其优点，但一味地迷信它往往会带来误诊。判断此病时只要注意以下几点，是不难做出正确诊断的。第一，如果是腰椎间盘突出的话，患者会有腰痛症状，且在腰部脊柱旁边能够找到明显的压痛点，但这位患者几乎没有。第二，患者的臀部深层按压有明显的压痛。如果主要是腰椎间盘突出症引起，这个现象就不会明显。第三，腰椎间盘突出症患者在做直腿抬高试验时，抬起60度时如果出现疼痛，继续抬高，超过60度后疼痛将更加剧烈，但梨状肌综合征却不会这样。这是因为60度左右时，梨状肌最为紧张，挤压坐骨神经最明显，但超过60度后，梨状肌反而会放松下来，对坐骨神经的挤压减少，疼痛自然也会减轻。掌握了以上几点，做出正确的诊断并不困难。

听我解释完，万女士很高兴，说这回可找到病根了。我接着给她在臀部治疗，针对梨状肌进行了针灸、推拿的操作，30分钟的治疗结束后，我让万女士出去走动走动，再回来跟我说说病情的变化。一小时后，万女士出现在我诊室的门口，兴奋地告诉我她刚才在外面待了这么久，直到现在才有轻微的疼痛症状出现，这可是生病以后从来没试过的！

我告诉万女士还不要高兴得太早，梨状肌的损伤可不是一次治疗就能痊愈的，一般要四五次才能完全治好。万女士听了有些沮丧，说自己住得太远，今天是朋友出来办事搭的顺风车，下次再过来还不知什么时候呢。我告诉她别急，有个办法回家后可以找亲属来自行治疗，具体做法是取家庭所用的小擀面杖，先将小擀面杖加热（靠近炉子上烤热、放微波炉加热、放热水中烫热等均可），注意温度不要过高，以手握之不觉得烫手为原则。让患者俯卧于床上，露出患侧的臀部及大、小腿后侧。操作者用手握住小擀面杖两头，先从屁股的上端开始，自上而下地向大腿方向缓慢滚动，注意要尽量向深处用力，但以患者不觉得明显疼痛为度，连擀10次。再自臀部内侧即骶骨（尾龙骨）处开始，横向往臀部的外侧缓慢滚动，同样连擀10次。最后自大腿的上端开始，往小腿方向，在大腿、小腿的后侧，自上而下地缓慢滚动，力度要求同前，同样连擀10次。每天一次，一周为一疗程。

万女士听了，觉得有点不可思议，擀面杖怎么也能治病呢？我告诉她，这个方法的原理，是采用加热的擀面杖在臀部和腿部滚动，滚动的力量加上擀面杖的热量，能对臀部深层的梨状肌起到放松、松解的效果，解除其对坐骨神经的压迫与刺激。之所以强调用擀面杖，是因为梨状肌位于臀部的深层，普通人如果只用手进行按摩推拿的话，由于没有经过专业训练，手部力度不够，无法力透深层，是达不到效果的。而采用擀面杖，便于用力，即便普通人也可以"擀"出足够的力度，这样就能对深层的梨状肌起到治疗作用了。两个星期后的一天，我正在科室紧张地忙碌，同事叫我去听电话，一听才知道是万女士打来的，她告诉我，回去后按照我教的方法治疗了一周，现在已经完全没有症状了，工作、生活都变得非常轻松，所以特地打电话来向我表示感谢呢。

31. 坐姿不良后背痛，滚滚网球扩扩胸

症状：长时间固定坐姿或不良坐姿引起的背部疼痛。

偏方：

①将网球放在胸背部疼痛区域和墙壁之间，反复挤压和滚动，每次5分钟，一天可反复数次。

②双肩尽量往后背的脊柱方向收紧，让胸椎脊柱两边的肌肉挤压脊柱，并保持肌肉收缩状态5秒钟，反复数次。

在本书的其他部分，我介绍了不少治疗疼痛的偏方。也许留心的读者已经注意到一个规律，就是办公族之所以容易肌肉酸痛，很多是因为长时间坐在椅子上保持固定姿势所致。有不少人坐姿还不端正，弯腰含背，这样肌肉长时间收缩，产生了大量代谢废物，当这些代谢物无法及时排走，积聚在局部，刺激神经感受器就产生了酸痛、肌肉僵硬等不适感觉。通过适当部位的肌肉按摩，疏经活血，加速代谢，就能达到治疗目的。但有些部位的肌肉酸痛，如胸背部出现疼痛，要按摩很不方便，这又该怎样应对呢？这里我讲一下我的亲身体验。

我刚毕业进单位时，分配在住院部。刚参加工作，许多事都不熟悉，只好加倍努力。我一个人主管十几位患者，单位对病历书写要求很严格，白天上班我要花大量时间撰写住院病历，晚上回到宿舍，还要看书学习，翻阅文献资料。长时间伏案工作，背部很快就变得又酸又痛。背部的疼痛与其他部位不一样，自己按摩的话，手很难够得到，让同事代劳吧，人家也是上一天班下来，累得说不出

话，哪好意思求助。怎么办呢？刚开始我试着自己靠在墙上，身体和墙之间垫着一本词典，靠词典按摩。这个方法可以自给自足，不必求人，但是词典的形状方正，又硬又重，按起来很不舒服。后来有一次，我陪别人打网球，看到网球圆溜溜的外形，不硬不软的感觉，给了我启发。回到家后，再出现背部肌肉酸痛时，我用网球代替词典，放在墙壁和后背的疼痛区域之间，用后背反复挤压和滚动网球，约5分钟后，背部即大感轻松。

但用网球按摩看起来不太雅观，比如在办公室里如果觉得背部酸痛，用这一招可能就会被人笑话。后来有同事教给我一个更简单的方法，就是在症状明显时做扩胸动作：将双肩尽量往后背的脊柱方向收紧，让胸椎脊柱两边的肌肉挤压脊柱，并保持肌肉收缩状态5秒钟，反复数次，亦可迅速缓解胸背部疼痛。

通过"滚网球"和扩胸这两个小窍门，我背部疼痛发作时控制变得非常容易，我将之介绍给其他患者，大家反映也都很好。不过，背痛这种症状真正的麻烦在于它反复发作，如何避免它出现的次数呢？我向科室的老前辈们请教这个问题，得到的答案是进行扩胸器锻炼。扩胸器在体育用品商品里很容易买得到，锻炼时，要先把扩胸器在胸前水平拉开，反复数次，再高举于头顶，拉伸数次。锻炼时要注意循序渐进，一开始每天只拉伸10次，此后渐渐加量，一般坚持上一个月，就能见到明显的效果。

老医生告诉我，进行扩胸器锻炼的目的并不是为锻炼胸部肌肉，而是为了强壮胸背部的肌肉，这样在长时间伏案工作时，由于肌肉足够强壮，就不容易出现疲劳，也不容易发生酸痛症状。科学研究证明，背痛反复发作的患者，其肩背部肌肉的肌力明显低于正常人，换句话说，就是肩背部肌肉明显比正常人虚弱，这样就容易出现反复疼痛。这个道理就好比我们长期缺乏锻炼，肌肉虚弱，如果突然跑上一千米，那跑下来必定会全身疼痛难耐。但如果坚持锻炼一段时间，肌肉变得强壮，再跑上一千米就会轻松自如，毫无不适了。

　　我听了老医生的话，买了扩胸器锻炼了一个月，果然背部疼痛症状发作的次数明显减少，连"滚网球"和扩胸法也很少用了。这个方法后来我在临床上向众多患者推荐，只要能够坚持者，都能起到明显的效果。

　　最后值得一说的是，对于女性来说，胸背痛还可能是"胸罩综合征"引起的。有些女性为了让胸部好看，长期使用尺寸偏小的胸罩。这样一来，胸背肌肉经常受到过度挤压，就会造成局部血液循环不畅，产生中医所讲的"气血不畅"，自然也就出现背部疼痛的现象了。出现这种情况要解决也很容易，调整胸罩的松紧度，或换大些码数的胸罩即可。

32. 记住"肩三点"，巧治肩周炎

症状：肩周炎

偏方：自行按摩肩前点、肩中点和肩后点。

小刘是妻子的一位远房表弟，算是位体育健将，中学、大学时都是足球队的。毕业后他进入一家大型广告公司里担任文案，平时都是坐在电脑前办公。公司业务繁忙，回到家他也经常要加班，一开始他还经常抽时间去找朋友一起踢场球，后来事情越来越多，渐渐地就退出足坛，彻底挂靴了。

上两个月小刘搬家，他没有请搬家公司，而是叫了几个哥们，一起又搬又抬。家搬完了，但小刘的右肩膀却开始痛起来，他以为是搬家累的，自己贴了几块膏药，却一直没见好，来找我的时候，已经痛了一个多月了。白天工作能够分分神，症状还不太明显，但右肩部却用不了力，一用力就会感到明显疼痛。夜晚睡觉时最是难受，尤其是侧身睡觉压着右肩膀，半夜就会痛醒过来。他还发现这个疼痛与天气有关，前几天有寒流南下，气温一下降了七八度，当晚他的肩膀更是疼痛得厉害。

我问小刘肩关节是向哪个方向转动时会出现疼痛，小刘试了一下，发现在做梳头动作时，肩关节的前方部位就会觉得疼痛，做其他动作则症状不太明显。我告诉小刘，他这是得了肩周炎了。小刘听了一脸疑惑，因为在他的印象里，只有老年人才会得肩周炎，他这么年轻，怎么会患上老年病呢？我告诉他，肩周炎其实是个统称，说得更准确些，则是肩关节骨头周围的肌腱等软组织发生损

伤、炎症所导致的疾病。

五十岁左右的老年人，由于体内分泌发生改变，导致了肩关节周围软组织在无外力作用下，也会发生损伤、炎症。由于五十岁左右是肩周炎的好发年龄，所以肩周炎又有"五十肩"的别名，也给大家留下了肩周炎只是老年人疾病的印象。但其实并非如此，像小刘这样的年轻人，长期缺少运动，肩关节周围的肌腱、肌肉等软组织都比较虚弱，耐力较差，突然从事像搬重物这样的活动，就可能会出现损伤、炎症。我给小刘说，这就好比是他很久没有踢过足球，突然有机会踢一场，上场前又没做好准备活动，那很有可能踢几分钟，一发力就会把大腿肌肉拉伤一个道理。

小刘以前是踢球的高手，我这么讲他马上就明白了。又问我以前他踢球把肌肉拉伤的时候，只要贴几付膏药，休息几天就能好，这肩周软组织拉伤，怎么会拖了这么久呢？我告诉他，主要原因是肩周炎损伤的部位是在贴近骨头的深层，贴膏药的话，往往药力达不到那么深的地方，所以往往效果不太好。而且他离受伤也有一个多月了，受伤处已经出现了局部的软组织粘连，这就更难通过贴药膏来治愈了。小刘听了很是着急，问我该怎么办。我笑笑说也不难解决，就让他坐好，在他肩关节前部摸准了一个点，用力按摩了几下，然后让小刘再做做梳头的动作，小刘试了一下，惊喜地说疼痛明显减轻了。我教他自己摸准我刚才按摩的位置，叮嘱他自己回家后每天在此处按摩三次，每次要用力往深层揉搓按摩至少一分钟。小刘回去后依法施治，一周后他告诉我，肩痛的症状已经完全消失了。

肩周炎的治疗，说简单也简单，比如我在大学里学习针灸学时，老师给我总结了三个穴位来治疗肩周炎，分别是肩　、肩　、肩贞穴，合称为"肩三穴"。并告诉我们碰到肩周炎的患者，只要在此三穴上进行治疗，就能够疏通肩膀的经气，活血通络，使疼痛消失，恢复正常活动。毕业后我自己通过大量的临床实践，发现老师讲的确实不错，但还存在一定的不足，在结合了现代解剖学的知

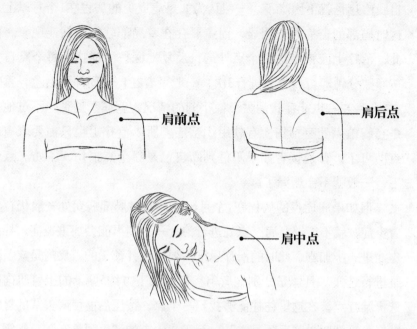

肩前点

肩后点

肩中点

巧按"肩三点"，治好肩周炎。

识进行改进后，我现在治疗肩周炎主要是对"肩三穴"进行了改良后的"肩三点"。

肩三点分别是肩前点，肩中点，以及肩后点，其具体位置如下：

肩前点，手臂自然下垂，自腋窝前方的皱纹处开始，垂直向上摸至肩关节前方的最高点，深按揉搓时可感觉到深层绳索样的纤维，该纤维可以被搓动。有此感觉的话，即找准了肩前点。

肩中点，由肩前点向肩关节后方触摸，在肩关节的中间区域，可以摸到一个凹陷，当肩关节外展处，此凹陷即会消失。

肩后点，在肩关节的后方，与肩前点基本处于同一水平线上，只不过是一前一后的区别而已。

这三个点，是肩关节周围的多条肌肉、肌腱附着于肩关节的骨头的连接点。绝大部分患者，均是在这三个位置上出现了软组织损伤、炎症，乃至软组织粘连现象。掌握了这三个点的位置，要进行自我治疗也就不困难了。一般认为如果肩周炎的病程在1个月以上，这时局部的炎症并不明显，而主要存在着局部软组织粘连现象。因此，治疗上应该在这三个点处进行反复地深按、揉搓，每个点自我按摩数分钟即可，每天进行3次，一般轻者在1~2周即可治愈，重者在1个月左右也能症状消失。像小刘的情况，就属于这种，不过他只是在肩前点处有损伤，有软组织粘连，所以治疗上也只需要取肩前点即可了。普通读者如果不好判断自己是哪个点损伤，不妨三点齐下，一般就不会遗漏了。

但如果肩周炎的病程在1个月以内，此时局部病变处一般仍存在着炎症，就不能够在肩三点处进行治疗，否则可能会加重炎症，导致疼痛进一步加剧。此时的治疗思维，要按照针灸学的"反阿是穴"思维进行选穴。具体是分别在肩前、肩后点下方约5厘米的上臂肌肉处选择治疗点。在这里往往能够找到一个点，按压后能使肩关节的疼痛减轻，这就叫做"反阿是穴"。至于肩中点的"反阿是穴"，则需要向颈部的方向内移约5厘米，在肩膀上的肌肉处寻找。每穴自我按摩数分钟即可，每天进行3次。一般在两周左右可以治愈。

一般来说，采用肩三点，并按照上述方法进行治疗，大部分患者是很容易治愈的，不过肩周炎这病，有时候说复杂也复杂，单用肩三点如果无效的话，就需要配合上其他一些穴位，但那些穴位属于很专业的范畴，这里就不详述了。

最后补充一点，对于年龄较大的肩周疼痛患者，除了肩周炎的考虑，还要想到内科疾病的可能性。比如肺癌、冠心病，也可能表现为肩膀疼痛。我所在医院的一位主任医师，前年年初时出现左侧肩膀疼痛，当时他以为只是肩周炎，因为工作太忙碌，也没去做相关检查，直到半年后肩痛症状越来越明显，他才去照了个X光片，结果发现是肺癌！因为发现得太晚，治疗了三个月还是不治身亡，逝世时才四十三岁，可谓是英年早逝，令人不禁扼腕痛惜。这个惨痛的教训，也希望大家共同吸取。

33．屁股泡澡，痔疮就好

> **症状**：痔疮
>
> **偏方**：
>
> ①取花椒200克，加水3000毫升，先将花椒浸泡30分钟，煮沸后用小火煎煮10分钟。将煮好的药液倒入盆中，先以蒸气熏蒸痔疮处，再坐浴浸泡患处。
>
> ②韭菜温水坐浴，或单纯温水坐浴。
>
> ③配合提肛功。

我有个高中同学姓李，因为炒股发了大财，被同学们戏称为"李大户"。为了紧盯行情，"李大户"一天到晚都坐在电脑前，只有上洗手间和睡觉的时候才挪一下身子。他身材比较胖，平时也懒得活动，很早就买了车，平时去哪儿都开着车代步。一句话，除了睡觉，他大部分的时间都是坐着。最近，他终于坐出问题来了。他打电话跟我说，前一天肛门开始疼痛，他自己摸了下，发现肛门处有块东西突出来，上网一查，才知道自己得了痔疮。网上的信息很多，他看了一些文章说痔疮最好是尽早切掉，否则会反复发作。于是打电话给我，让我帮忙找个好大夫做手术，多花点钱无所谓，最重要的是别留后遗症。

电话里听老同学有些着急，我就给他解释：痔疮的治疗原则是以非手术治疗为主，手术治疗为辅，所以不建议先动手术。他这是第一次长痔疮，而且症状不算是特别严重，只是肛门里有点东西凸出来，坐着或走路时会感到疼痛，平躺时就会缩回去，这种情况其实并不需要手术。我教给他一条老偏方，只要他能坚持执行，很快就能够治好。

这个偏方叫做花椒水坐浴法，具体操作：取花椒200克，加水3000毫升，先将花椒浸泡30分钟，煮沸后用小火煎煮10分钟。将煮好的药液倒入盆中，先以蒸汽熏蒸痔疮处，待蒸汽不明显时，可将臀部坐入盆中，将痔疮浸于药液中至水凉为止。凉后的药液可再次加温后使用一次。每日使用2次。

如果没有花椒，也可以试试用韭菜，方法都差不多，具体操作：准备鲜韭菜300～500克，带根葱白2根，加水3000毫升煮沸，再小火煎煮沸10分钟。将药液倒入盆中，熏蒸方法与花椒水一样。这两种方法一般当次治疗后症状即可减轻，1周左右可基本痊愈。

如果嫌麻烦，不想煎煮，那么还有一个更简单的方法，就是用盆装满热水，待水温不太烫时坐进去，或者直接在浴缸里泡温水浴。可别小看这个方法，中华医学会外科学分会肛肠外科学组制定的《痔诊治暂行标准》，就把温水坐浴作为一种有效治疗手段明确列入其中。这个方法的治疗原理是这样的：一般认为痔疮是由于久坐、久站、劳累等情况下，人体长时间处于一种固定体位或者运动不足，肛门处的血液循环障碍，血液没有及时流走，积聚在血管里，静脉血管被撑大、撑粗，最后在肛门处凸了出来，这就形成了痔疮。也就是说，痔疮本质上就是一团曲张的静脉血管而已。而温水坐浴，实际上是通过热疗，促进了肛周的血液流动，使局部积聚的血液尽快排走，痔疮自然就能治好。至于花椒水坐浴和韭菜水坐浴，和温水坐浴疗法原理相似，只是更胜一筹，因为花椒、韭菜等均有消肿止痛之功效，对于痔疮发作时的局部肿痛症状非常适合。

另外，我建议他在坐浴的同时，配合做"提肛功"，也就是边泡边有意识地把肛门往上面提，提一下，放松一下。提肛功也是被医生们共同认可的治疗方法，其原理是通过肛门附近肌肉的规律性收缩，不断对痔疮里的静脉血管产生挤压，促进血流运动，改善血液循环，使血流不积聚在痔疮里。此外，提肛运动还有一个作用。在我们的直肠里，即肛门上面一点，有一个叫做"肛垫"的组织，当它渐渐下移，就会通过挤压作用，导致肛门处出现静脉血管淤血和曲张，久而久之就会导致痔疮发作。提肛运动可以把肛垫重新向上托举，使之尽可能回到原位。坐浴法和提肛运动双管齐下，治疗效果会更好。

几天后，"李大户"打电话告诉我，他没想到我的偏方起效这么快，这才三四天，痔疮已经完全缩回去了。我告诉他，要想预防痔疮以后复发，最好要改变一下自己的生活习惯，别总是坐着，要多活动活动，如果实在没法改变，那么就应该每天进行提肛功，让肛门局部多活动活动，每天做上3次，每次5分钟，一般痔疮就很难再发作了。

我知道"李大户"是个懒人，为加深他的印象，我又告诉他，这个提肛功还是中国古代的一门养生术，很被道家所推崇，据史料记载，清朝的乾隆皇帝从15岁开始就进行这个功法，他在位60年，最后活了89岁，是历代皇帝中寿命最长者，就与他一直坚持提肛功锻炼有关。因为从中医理论看来，肛门附近是任脉、督脉的起点，而这两条经脉统管全身的阴气、阳气，经常做提肛功，相当于就是提升全身的阴阳之气，自然有强身健体、延年益寿之效了。

34. 应酬太多得痛风，苏打水解您后顾之忧

症状：痛风反复发作

偏方：吃海鲜或其他容易引发痛风的食物时，饮用苏打水200毫升左右。

我的一个朋友在政府部门工作，平时少不了应酬，后来竟因此得了痛风。医生告诉他以后要注意控制饮食，尤其不能吃海鲜，但他恰恰最喜欢吃这个东西。有一次，其他单位请客，吃海鲜大餐，这位老兄忍不住了，抱着侥幸的心理去大快朵颐。结果当天晚上，手臂、手指关节都出现了剧烈的肿胀和疼痛，令他苦不堪言。

有了这次教训，朋友只好老老实实地戒口。但是，要拒绝海鲜大餐的诱惑，实在让他非常难受。最后，他把我找来，问我有什么高招让他既能大饱口福，又不用担心痛风发作。我告诉他一个非常简单的偏方：吃海鲜等易导致痛风发作的美食前，准备好一瓶苏打水，餐前、餐中、餐后都喝，喝上约200毫升左右，就能大大降低痛风的可能性。苏打水就是碳酸氢钠的水溶液，超市里已经有易拉罐的成品出售，也可以买食用的小苏打粉自己制作，一般10克的小苏打粉，配上1000毫升白开水就行，只是口感没有成品的好。

朋友挺聪明，一听我说就恍然大悟，问我是不是因为苏打水是碱性的，而痛风是因为血中的尿酸高，所以喝下苏打水就能碱化血液，把尿酸给中和掉了？他说对了一半，痛风发作的确跟血尿酸有关——尿酸盐在关节及关节周围组织沉淀下来形成结晶，引起局部关节组织的炎症反应。而痛风发作的主要原因就是血液中尿酸过

多，也就是高尿酸血症。让曾经痛风发作过的患者注意忌口，就是尽量避免他们血尿酸升高，减少发作几率。

但他有一点说得不正确，就是苏打水中的碳酸氢钠并不能碱化血液，而只能碱化尿液。因为血液里本身就含有非常多的碳酸氢盐，再补充一点进去，对血液并不会有影响，血液的PH值仍然会稳定在中性的水平，不会被碱化。那么，苏打水的碳酸氢钠补充到哪里去了呢？其实它是进入了肾脏，让肾脏里的尿液碱化，这就具有很大的意义。

血液里的尿酸，随着血液循环，先流进肾脏，再回收到血液当中。正常情况下，肾小管会把90%左右的尿酸吸回去。但是痛风患者的肾小管，对于尿酸的吸收并不太好，从而导致了过多的尿酸回流到血液中，形成痛风。补充了碳酸氢钠后，肾小管里的尿酸就会立刻被中和成尿酸钠盐，这样就会随着尿液排走，很难被重新回收到血液里了。如此一来，血液里的尿酸浓度自然就能下降了。

在痛风急性发作的时候，医生一般都会给患者直接服大量的小苏打片（每日3～6克），目的就是迅速碱化尿液，让血液里的尿酸一进了肾脏里，就基本上没有了回头路，从而使血液里的尿酸快速下降，达到控制症状的效果。

听我说完，朋友回去就到超市买了一箱的苏打水，每次出门应酬都会带上。席上别人喝可乐、凉茶的时候，他就自己饮苏打水，这样做果然令他既饱口福，又不再受痛风发作之苦。在他的带动下，单位里其他同事慢慢也开始抛弃可乐、啤酒等饮料，听说他们现在出去吃饭，一落座就先让服务员端上几瓶苏打水过来。

35. 久坐易患前列腺炎，为了幸福，早做防范

症状：慢性前列腺炎

偏方：

①提肛运动：收缩上提肛门，然后放松，连做10次以上。

②夹阴运动：取坐姿，右脚放在左膝盖上，同时两胯收紧，尽量紧夹会阴部位，随后用腰力带动，左右摆动，摆动时力求进一步夹紧阴部。来回摆动20次后，换成左脚放在右膝上，也来回摆动20次。最好每隔1～2小时做1次。

前面讲过一个因为久坐不动而引起的痔疮病例，主要原因就是，久坐会严重影响下体的血液循环。其实，久坐不动还会导致许多其他疾病，比如慢性前列腺炎就是一个。这个病颇为常见，而且多发于中青年人。有资料统计显示，50岁以下的男人如果去泌尿科看病的，占第一位的就是看这个慢性前列腺炎。有个段子叫做"大会小会不发言，前列腺发炎"，这句话其实有两层意思，一是很形象地说明了这个病的流行程度；另外，成天大会小会，就意味着有大量的时间在坐着，暗示了久坐容易引起前列腺发炎。

虽然引发慢性前列腺炎的原因有多种，但久坐却是最重要的因素之一，有学者进行了数千人的调查研究，发现患前列腺炎者中有久坐习惯者的比例为83.6%。还有人对近两千名大学生进行了调查了，发现占第一位的病因就是长期使用电脑而久坐，可以说，久坐已经成了多种疾病的首要嫌犯。

司机王师傅自从被我治好结石后，跟我成了很好的朋友，经常会介绍些朋友来找我看病，经常会在门诊见到他。有一天我又见到王师傅，就问他最近身体怎么样了。王师傅苦笑着说他有慢性前列腺炎的毛病，一直没有根治，隔几个月或者半年就会复发一次，最近又发作了，"下面"又酸又痛，小便还有困难，睡都睡不好。由于这个病已经拖了他很长时间，所以他已经不抱有治好的信心了。

听到他这么说，我就怪他为什么不早跟我说这回事。其实前列腺炎这个病，不是治不好，而是很容易复发，有点类似感冒。感冒每次发作，是很容易治好的，但是过一段时间又容易再得一次感冒，但你不能说上次的感冒没有治好。

前列腺炎之所以难根治，主要是与王师傅的职业习惯——久坐有关。久坐会使阴部的血液循环变慢，直接导致会阴及前列腺处充血，导致局部代谢产物堆积，还可能造成前列腺腺管阻塞，前列腺液排出不畅，这样自然就容易导致前列腺炎反复发作了。明白了这个道理，如何预防就不难想到。那就是尽量加速会阴处的血液循环，活血化淤就行了。要达到这个效果，通过以下两个小动作就能做到：

1.提肛运动：收缩上提肛门，然后放松，连做10次以上。

2.夹阴运动：取坐姿，右脚放在左膝盖上，像跷二郎腿一样，同时两胯收紧，尽量紧夹会阴部位，随后用腰力带动，左右摆动。摆动时力求进一步夹紧阴部。来回摆动20次后，换成左脚放在右膝上，也来回摆动20次。最好每隔1～2小时做一次。

这两个动作并不难进行，久坐时，应每隔一至两个小时就找时间做一做，如实在无法保证每隔一至两小时做一次，亦应尽量每天做上2～3次。

王师傅试了一下我讲的这两个动作，发现确实简单易行，做起来也花不了多少工夫，于是表示一定会照我所说的经常实施。我又提醒他，还得注意不要憋尿。医学上有一个"尿液返流"理论，认为不少前列腺炎的患者，是因为工作等各种原因无法及时小便，导致膀胱里积了过多尿液。这些尿液沿着输尿管逆流而上，跑到前列腺里引发了前列腺炎。俗语云："活人总不能给尿憋死。"憋尿要把人憋死很难，但要憋出前列腺炎却比较容易。所以我劝他在长途驾车过程中，一有尿意，就一定要找地方解决，可别把自己给憋坏了。

此外，下班回家后，如果能进行温水坐浴，就更有帮助。具体方法很简单，盆内盛40～50℃的温水，坐在盆中，让会阴部全部浸没在水中。每次坐浴20分钟即可。这个方法不但用于前列腺炎的预防，在病情发作时也是个不错的治疗方法，还对痔疮有很好的疗效，可谓一举数得。我国制订的《前列腺炎诊断治疗指南》中，就明确把温水坐浴法列入其中，着重推荐。需要注意的是，这个方法不适宜有生育需求的男子进行，因为可能会影响精子质量。

王师傅仔细听完，回去后坚持实施，现在已经两三年过去了，他的前列腺炎再也没有犯过。

36．远离月经失调，多吃当归黄芪煮鸡蛋

症状：气血虚弱型月经病（如痛经、月经量少、周期不准等）

偏方：取当归5克、黄芪25克、鸡蛋2颗、红枣5颗、红糖一勺。将当归、黄芪分别洗净，红枣以温水浸泡掰开，一起放入锅中，加水两碗，煮沸后转小火煮几分钟，待鸡蛋煮熟，即将鸡蛋捞出剥壳后重新放入锅中再煮，以小火煎至剩一碗水左右，放入红糖，再煮5分钟即可。每周服用三次，一个月经周期（即一个月左右）为一个疗程，月经来时停服。

曾经听过一位女性朋友开玩笑说，每个月都应该放那么几天假，让女性有空去见一见"亲戚"。她这种提法，可以说是很多职场女性的心声。月经，本来就是女性们每个月都要面对的难言之痛。现代职场竞争激烈，女性所面临的压力甚至比男性更大，这样也更容易让月事出现异常。

蔡小姐坐在我诊桌对面，伸出手让我把脉。困扰她的问题正是很多职业女性共同的苦恼——月经问题。蔡小姐在一家全球五百强的外企工作，身边的同事都是全国各地招聘来的精英才俊，竞争压力很大。虽然公司没有明文规定，但下班后大家都会自动自觉地加班，在这样的氛围下，蔡小姐不得不拿出十二分精力来拼搏。这样的日子一天天度过，蔡小姐凭借自己的努力，在工作上取得了丰硕的回报。但近半年来，蔡小姐发现"亲戚"来得不太准时了。时而提前，时而延后，月经量也少，而且每次来时都会有腹痛腰痛，严

重的时候几乎连坐都坐不稳。不来月经的时候，经常也有疲乏、胸闷、头晕的症状，要抽空在桌上趴一小会儿才能缓解过来。蔡小姐的领导一开始不知情，见她这样还以为她偷懒，后来得知实情后才催促她快去找中医看看，调理调理身子。

我伸手给蔡小姐把脉，刚一碰到她的手指，就感到她的手部皮肤比较冷，再摸下另一只手，同样也是这样。给蔡小姐看病的时候，气温是二十几度的，正常人本不应该会出现手冷。我问她是不是脚也发冷，蔡小姐点头称是。我又继续按她的脉，只觉得非常细弱，手指要用力往深层按压，才勉强感觉脉搏的跳动。再仔细端详一下蔡小姐的脸色，她的皮肤很白，但显得苍白少血色，一脸的神情疲惫。

我告诉蔡小姐，用中医的话来讲，她这是典型的气血虚弱，原因肯定跟她长期过劳、精神压力过大、缺少足够的运动与休息有关。蔡小姐听了，问我"气血虚弱"的意思是不是指她有贫血？我翻了一下她的下眼皮，看到她下眼睑黏膜处的血色很好，鲜红鲜红的，告诉蔡小姐肯定没有贫血，否则下眼皮里面的黏膜会是白或淡色的。而且要知道，中医讲的"气血虚弱"，并不等同于西医的贫血，很多情况下指的是内分泌紊乱，内分泌紊乱会引起多种毛病，在蔡小姐身上，表现的就是月经疼痛，月经不准、经量少、手脚发冷、面色苍白、易疲劳、胸闷头晕等这些病症。

听我这样说，蔡小姐又问她的内分泌紊乱具体是指哪方面紊乱，我告诉她这个问题真不好回答，如果真想知道的话，可以抽血查一下性激素等内分泌指标。但即使通过这样的检查，不少患者也发现不了问题。要知道人体的内分泌是一个非常复杂的系统，至今还有很多不明确的东西。尽管如此，中医对内分泌紊乱之类的疾病，往往能从宏观的角度出发，通过把脉等方法来辩证施药，效果非常不错。现在很多西医也认识到这一点，或者自己开中药，或者把患者推荐到中医院进行调理。

比如像蔡小姐这种情况，就可以开个简单的方子来调理：当归黄芪煮鸡蛋。具体方法是取当归5克、黄芪25克、鸡蛋2颗、红枣5颗、红糖一勺。将当归、黄芪分别洗净，红枣以温水浸泡掰开，一起放入锅中，加水两碗，煮沸后转小火煮几分钟，待鸡蛋煮熟，即将鸡蛋捞出剥壳后重新放入锅中再煮，以小火煎至剩一碗水左右，放入红糖，再煮5分钟即可。每周服用三次，一个月经周期（即一个月左右）为一个疗程，月经来时停服。

这方子的主力是黄芪配当归，虽然只是两味药，但来头可非常大。这个组合最早是金元时期名医李东垣提出来的，并给它起了个名字叫"当归补血汤"，认为其益气生血，治疗劳倦内伤、气血虚弱等症效果甚佳。这个方子后来在临床上得到了广泛应用，获得了后世众多医家的一致认可。经过反复实践，后人还发现黄芪与当归的比例是有讲究的，以5∶1为最佳。当归补血汤再加上同样有补益作用的红枣、红糖，以及鸡蛋，保证了此方的补气生血之效非同一般，很适合蔡小姐的病情。

蔡小姐听我讲解完，高兴地说这个方子很简单，她回去马上就可以使用。她又问我能否每天都服用一次，以尽快治好她的病。我告诉蔡小姐也不是不可以，但是中医对补虚一般是讲究"慢慢补，慢慢养"这样一个原则，补得速度过快，有时候反倒可能引起如咽喉疼痛等其他不适，民间讲"虚不受补"，就是这个意思。我之所以让蔡小姐每周才服用三次，就是怕她有虚不受补的现象。但每个人的具体体质各不相同，蔡小姐也可以自行尝试一下每天服用，如果没有不适，就可以连续使用，如果出现了咽喉疼痛等上火的症状，就要改为两天一次，甚至三天一次。

蔡小姐一周后回来复诊，说她回家后每天服用一次，没出现什么异常，反而觉得整个人精神了不少，手脚也没那么发冷了。我再给她把了脉，这回手指一搭上去，比较轻松地就能摸到脉搏。我告诉蔡小姐她的气血虚弱已经好转了，可以继续坚持服用。两个星期后，蔡小姐月经来了，这回没有再出现腹痛腰痛，月经量也增加了不少，趋于正常。她继续服用这个方子，总共连服了两个月，之前各种病症全部消失，按蔡小姐的话说，整个人重新恢复到"年轻态"了。

值得一提的是，黄芪当归煮鸡蛋这个方子，其实并不只限于治疗月经病。现在社会的压力太大，我发现很多到门诊看病的患者，尽管表现的病症各不相同，但都属于气血虚弱的类型，给予当归、黄芪这个方子，基本上都能取得良好的效果。要判断气血虚弱，最好的方法是摸脉，摸脉前要坐在桌前，安静五分钟，把左手的食指、中指、无名指并排，按到右手腕的桡动脉区域，正常情况下，很容易就能感觉到脉搏的有力跳动感，但如果摸脉发现脉搏很细，很无力，甚至要用力深按才能隐隐约约感觉得脉搏的跳动，那么基本上就可以判断是气血虚弱了。

37．外敷中药穿心莲，阴囊瘙痒偷偷治好

症状：高温高湿环境引发的阴囊湿疹

偏方：取20片穿心莲片碾成粉末，加甘油100毫升，调成糊状，敷于病灶处，上面再用纱布覆盖后以胶布固定，每次外敷30分钟以上，每天使用2次，一般一周左右即可痊愈。

小周是我朋友的儿子，读的是建筑专业。大三暑假时，他找了家公司进行实习，每天上班都穿着耐脏的牛仔裤去建筑工地现场，吃饭也就在工地上解决。一段时间后，小周渐渐感到自己的下体有瘙痒的症状，而且越来越严重，每逢夜晚，这种瘙痒的感觉更是令小周忍不住去挠，常常无法成眠。小周是新时代的年轻人，思想开放，经济上也较充裕，偶尔会与自己的朋友去夜店消遣，他担心下体瘙痒是无意中染上了什么性病，既担心又羞愧，不敢去医院看。可瘙痒的症状实在难耐，他就在药店买了激素类的止痒药膏外涂，用药的时候效果不错，但停药后两天，瘙痒又再卷土重来，而且还变本加厉愈发难忍。他怕拖下去会造成更严重的后果，于是就来找我，看看有没有解决的办法。

小周向我叙述病情的时候，低着头，显得很不好意思。我开导他，男性生殖器官的毛病，其实大部分人都会遇到，不必有太大心理负担。经过我的初步检查，发现小周只是阴囊表皮处有轻微发红、肿胀的现象，还有些米粒大小的丘疹，局部皮肤糜烂，有液体渗出，水淋淋的样子。但阴茎处却一切正常。于是我就让小周放心，性病的可能性不大，他只是得了阴囊湿疹而已。

阴囊湿疹又称为"绣球风"，中医认为它是由于体内湿热下注，加上风、湿等外邪侵袭共同所致。现代医学也有类似的观点，认为此病往往是外因与内因共同作用引起的：男性的阴囊表面有很多皮肤皱褶，这些皮肤褶皱看上去很厚，但实际上却是又松又薄的一层皮肤，非常敏感。像小周这样天天在炎热的工地上上班，穿的牛仔裤又比较厚实，密不透风，汗水难以挥发，阴囊常处在高温潮湿的环境下。加上走路时双腿摩擦，硬质裤料很容易造成阴囊皮肤受损，并引起局部炎症，这就是外因；但只有外因往往并不一定引起阴囊湿疹，研究发现得该病的患者往往属于过敏体质，阴囊皮肤受损，会引发体内免疫系统的过敏炎症反应，内外因相结合，才最终导致了阴囊湿疹的发生。由于部位敏感，患者往往会讳疾忌医，经常自己购买些激素类药物外用，但很多人用药后只能获得短暂的效果，一停药后即迅速复发，而且症状更加严重。

小周听了我的话，后悔不迭。我笑着告诉他不用悲观，用中药治疗往往会有不错的效果。考虑到小周学习任务很重，没有煎煮中药的时间，我决定让他使用简便的中成药：取20片穿心莲片捣碎，碾成粉末，加入100毫升甘油，调匀成糊状，每次取适量药糊敷于病灶处，上面再用纱布覆盖后以胶布固定，每次外敷30分钟以上，每天使用2次，一般一周左右即可痊愈。我还告诉小周，如果嫌加入甘油调成糊状外敷在阴囊处难受，也可不要甘油，直接将穿心莲粉末铺涂在病灶处，不过，如果病灶处渗液较多的话，单纯将药粉外涂上去就会粘得比较紧，换药时得用湿棉球轻轻擦拭才能将药粉洗掉，这是需要注意的。

小周听后问我，穿心莲片是不是用来治感冒的药？我说没错，穿心莲具有清热祛风化湿功效，临床上常用于风热感冒、咽喉肿痛、泄泻拉肚子等疾病，但对于阴囊湿疹也同样适用。现代药理研究发现，穿心莲具有调节免疫系统功能、抗过敏、对抗炎症反应的效果，这显然对于阴囊湿疹患者的过敏体质有针对性治疗作用；此外，穿心莲还能抗菌、抗病毒，应用于病灶局部皮肤，能起到防治皮肤感染，促进皮肤愈合的效果。至于甘油，很多化妆品都含有这个成分，用于此处，则主要是为了滋润皮肤，有利于受损皮肤愈合。

听我讲完，小周还是有点担心，原来他害怕这个病有传染性，会传染给他女朋友和家里人。我让他放心，阴囊湿疹虽然和皮癣有些相似，但它本质上是一种过敏反应，因此一般认为不具有传染性。需要注意的倒是他的衣装习惯，最好避免穿厚实的牛仔裤，以保持阴囊的通风。这不但对阴囊好，对于阴囊里面的精子也很有好处。要知道男性精子生长的最佳温度是34度左右，低于人体的正常体温37度，但穿牛仔裤后却很容易使阴囊处的温度高于37度，不少医生认为现代男性的精子质量之所以较以前下降，其中一个原因就与牛仔裤的流行有关，甚至还有人在研发带通风系统的裤子，以求保证阴囊处低温呢。小周听了连连点头，说这下真是长了知识，回去一定要给同事和朋友普及一下。

小周回去后就按照我的方子实施起来，当晚瘙痒感即明显减轻，四天后症状就已经完全消失，他不放心，坚持使用了一周才停药，以后病症也没有再复发。

除了穿心莲，其实还有其他一些清热、去湿类的中成药也可用来治疗阴囊湿疹，比如咽喉肿痛时常使用的喉风散，将其喷洒于病灶处，每天3次，连续使用一周。又或者采用治感冒腹泻的藿香正气口服液，用棉签将之涂抹于阴囊病灶处，同样也是每天使用3次，连续使用一周。这两个方子的效果也同样不错，适合自己在家施治。

38．工作疲劳房事不举，调肝补肾妙不可言

症状：阳痿

偏方：

①蜈蚣20克，柴胡、当归、白芍、甘草各60克，均干燥后研粉末，混合在一起，分成40份。每次1份，早晚各1次，空腹用一小杯白酒或黄酒送服，20天1疗程。

②上方送服粉末的白酒或黄酒如采用以下方法炮制，效果更佳：取鹿茸25克切片，加干山药50克切块，一齐装入布袋内，放入1000毫升的酒中密封浸泡7天即成。

阳痿，这个病要是放在以前，不仅得了病的人不愿意提起，也很少有人提起勇气找医生。随着社会越来越开放，对科学知识了解得越来越多，人们的心态也越来越成熟，现在的人就算是得了阳痿，也不再是特别见不得人的事，主动找医生治疗的可谓大有人在。这样做当然是正确的，因为有了病不找医生，自己不积极地去治，只会延误病情，给自己和家庭的生活带来更多的痛苦。

宋先生本来是我的一位患者，因为大家性格相合，打过几次交道后就成了好朋友。他今年30多岁，事业有成，已经是一家大企业的中层干部。由于工作繁忙之故，我们平时的联络并不多。有一天，他主动打电话给我，说很久没见了，大家吃个饭聚一聚，言谈之中显得挺神秘，问他什么事，说是见面再说。

如约见面后，他显得精神挺不错，很有几分成功人士的派头。我们寒暄了几句，没喝几口茶，他就压低声音，说出自己的烦心事。

前几年，老宋每周都会和妻子有几次性生活。可随着他的职位越来越高，和妻子温存次数却越来越少。他的问题倒不在于太忙，缺少过性生活的时间，而是状态越来越差，刚开始是难以持久，后来连勃起都比较困难了。久而久之，双方都提不起兴致了。老宋很是心急，就去买"伟哥"服用，试了几次，确实有效果。可他又听说"伟哥"有副作用，于是又担心起来。想来想去，决定找我想想办法。

原来是这件事，怪不得老宋神神秘秘的。我问老宋还有没有其他不舒服，老宋说没有，就是工作压力太大，烦心事太多，时不时就有胸口发闷的症状，但去医院专门做了心脏的检查，也没发现问题，医生告诉他是压力太大了，让他注意放松心情。听他讲完，我让老宋伸出手，我给他把了一会脉，然后问服务员要了纸和笔，给老宋写了个方子：

蜈蚣20克，柴胡、当归、白芍、甘草各60克。将上述药材均干燥后研粉末，混合在一起，分成40份。每次1份，早晚各1次，空腹用一小杯白酒或黄酒送服（约10毫升），20天为1疗程。写完这个方子，我想了一下，又告诉老宋，用来送服药粉的白酒或黄酒最好是药酒，具体制作的方法是：取鹿茸25克切片，加干山药50克切块，一齐装入布袋内，放入1000毫升的酒中密封浸泡7天即成。

老宋素来对中医很有兴趣，自己也懂得些医理，看了这个方子他很疑惑，告诉我他本以为自己是肾虚，想让我给他开个补肾的方子来调理调理，但现在这个方子看起来，除了鹿茸，其他都和补肾没多大关系？治阳痿，不重点补肾行吗？

我向老宋解释，阳痿等于肾虚是社会上广泛流传的一种观念，应该说，对于老年人来说，这种观念一般是适用的，但对于青、中年人来说，就不一定如此了。2003年进行了一项涵盖全中国18个省(市)的科学研究，通过数千例阳痿患者的调查，发现在中青年患者中，引起阳痿的主要原因是肝郁，肾虚反倒是次要因素。

分析其原因，主要是现代社会中，中青年人由于工作压力大、精神紧张，往往会导致肝气郁结，进而就会影响到阴茎的正常功能。因为在中医理论看来，阴茎是肝经的经络通过之地，因此阴茎的功能活动必然会直接受到肝气的影响；二者，肝主筋、藏血，阴茎又以筋为本，阴茎的勃起更需要血液充盈方能完成，所以肝气郁结，肝的功能不正常，就自然会导致阳痿不举。因此，近年来对中青年阳痿患者的治疗，临床上其实并非以补肾为主，而是强调"从肝论治"为主要原则。

老宋听完觉得很惊讶。我又告诉他，从肝论治阳痿，其实不仅是中医的思维，西医也同样是这样做的。中医所讲的肝郁，大致相当于西医所说的心理疾病、抑郁症等，而西医的研究认为，心理因素在阳痿中占据了重要地位，有50%以上的阳痿病人其实都是心理因素引起的。为什么工作紧张、心理压力大会导致阳痿呢？有一种理论是这样解释的：性欲望、生存欲望等多种欲望在脑内均共用一个神经通路，当工作紧张，人的生存压力大时，性欲望就会受到压制，换句话说，人在紧张、恐惧、焦虑的状态下，性功能就会明显减弱，而当人的精神平和，生存压力不明显时，性欲望才会重新得到释放，民间所说的"饱暖思淫欲"，说的就是这个意思。

老宋听了拍掌叫好，说今天真是开了眼界。见他听得明白，我又进一步跟他解释这个方子的原理：蜈蚣、柴胡、当归、白芍，这几味药在中药理论中都属于肝经，有调肝之效。柴胡、当归、白芍、甘草，其实是中医名方"逍遥散"的主要成分，这个可是著名的疏肝解郁的方子。另外，由于肝气郁结，必然会使气机不畅，进而导致血瘀的产生，蜈蚣被认为有强大的通络散瘀之效，古人称之为"走窜之力最速，内而脏俯，外达经络，凡气血凝聚皆能开之"。所以用在这个方子里，不仅仅是为了调肝，更主要还是为了散瘀之用。另外，少量饮酒，不论在中医，还是西医看来，都有活血化瘀、促进血液循环的效果。这也是这个方子强调用少量白酒或黄酒送服的原因了。

至于为什么说送服药粉的酒用鹿茸、山药配制效果会更佳。那是因为鹿茸是补肾的，山药是补脾的，配合起来会更佳。但是这两味药只是起辅助作用，原因就是前面讲过了，中青年阳痿患者以肝郁为主要原因，像肾虚、脾虚，一般来说都是次要的。

老宋听完表示心悦诚服，大家不再聊这个话题，开始吃饭。一个月后，我再次遇到老宋，他笑着说那个偏方还真的有效，自己的情况已经大为好转，以后不用担心老得太快了。

第四章

职场形象老偏方，
在形象上绝不减分

职场上混，稍微注意一下身体小细节，一切OK！

良好的个人形象，绝对能让事业如虎添翼。如果你经常需要谈判、外联、跑关系，外表往往成为取胜的关键。但是，工作中的种种压力却让你疲于奔命，透支了身体，也让形象大打折扣。有些人年纪轻轻，就出现了脱发。有些人靠抽烟提神加班，抽出了烟屎牙。有些人应酬太多，喝大了肚皮。也有些人口腔有异味，令人退避三舍。诸如此类的毛病，虽然并不显眼，却很容易让你的人际关系减分。跑医院费时费神，美容院耗钱耗力，最好的办法，莫过于关起房门自己打理。针对当代白领常见的一些"面子"上的毛病，这里提供相应的老偏方，仅仅用豆奶、陈醋、苦瓜、芝麻油这些常见的食材，你就不用再为这些小问题而烦恼了！

39. 刷牙用上老陈醋，满嘴黄牙去无踪

症状：牙垢，烟屎牙

偏方：刷牙前，含半口山西老陈醋，让醋在口腔里冲漱2～3分钟，然后吐出。含过醋后，刷牙时无需再用牙膏，最后用清水漱净即可。此法每天1次，一周即止，间隔二至三个月后方可再次使用。

我认识一位姓赵的年轻设计师，他工作以后染上了烟瘾，每天起码抽一至两包，遇到重点项目赶工时，他会通宵加班加点进行，更是烟不离手，没有香烟的帮助脑子根本运转不起来。这样往往一晚上他就可以抽掉两三包烟。久而久之，他的牙被烟熏黄了。赵先生人长得挺英俊，但一笑露出牙齿，就显得不够雅观。因为这个原因，他谈过的几次恋爱都没有成功。

不仅恋爱遇到问题，这口黄牙弄得他每次开会时都不愿意张口发言。他曾试过去洗牙，可因为戒不了烟，洗完后变白的牙齿，过不了几个月又会恢复原状。而且洗牙的医院离他单位很远，每次他最少要请半天假坐车过去，反复几次折腾后，他觉得很麻烦，后来也懒得再去洗了。

有一次因为看别的病，小张来找我，顺便说起这个烦恼。我告诉他可以先试试一个偏方，用醋来刷牙，如果没有效果的话，那就还是要去洗牙。具体方法是：刷牙前，先含半口老陈醋，让醋在口腔里鼓漱2～3分钟，然后吐出，再刷牙。注意刷牙时不必用牙膏，最后用清水漱净，每天一次，一般使用两三天即能见效，连续使用

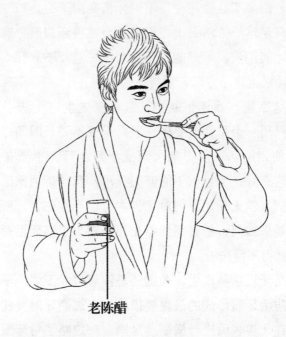

老陈醋

刷牙用上老陈醋，满口牙垢再也没有了。

一周为一疗程。

　　与高科技洗牙相比，这个方法看起来很土，但却是有科学依据的。牙垢，主要指的是那些在牙齿上长期存在着的黄色、棕色或黑色的斑，正规的医学名称叫做"牙结石"，简称为"牙石"。它的形成过程是这样的：由于不注意口腔卫生，细菌或者食物残渣和唾液混合在一起，粘在牙齿表面，形成了"菌斑"或者"软垢斑"，接着矿物质（主要是钙）在菌斑或软垢斑上沉积，最终将这个斑钙化，就成了牙石。牙石的主要成分是碳酸钙、磷酸钙，属于碱性，所以老陈醋里的醋酸能使之溶解，再用牙刷使劲刷，就能把牙石除掉了。此外，醋本身有一定的杀菌清洁作用，对于菌斑有直接的杀灭作用，并可以抑制牙石的形成。

　　小张听了觉得很有道理，说回家就试试含醋的方法。一个星期后遇到他，我想起这事，问他效果怎么样，他张嘴露出两排牙给我看，确实是白多了。他还说，不但牙齿变白了，连口气感觉也清新了不少。只是这个方法每次使用完后会觉得牙齿酸、麻，要持续两三分钟后才能消失。不过能使牙齿变白，这并不算什么大问题，他打算以后经常用这个方法，坚持下去呢。

听他这么说，我连忙制止，告诉张先生这个法子只能短期使用，一般只用一个星期就要停止了，千万不要长时间每天坚持。如果想再次使用的话，那得隔上两三个月才行。小张有点儿不明白了，效果这么好，为什么不能够天天用？我告诉他原因很简单，醋虽能够融解、消灭牙垢，但对牙齿本身也产生伤害，所以使用一周后，无论效果如何，都必须要停止。否则为了消牙垢而把牙齿弄伤了，那可就得不偿失啦。

要预防牙垢重新产生，关键还是注意口腔卫生，早晚刷牙、饭后漱口是防治牙石形成的最重要措施。不过刷牙时要注意，很多人只是采用在牙齿表面进行横刷、竖刷，却忽略了对牙龈沟的洗刷，这样效果往往并不理想。有一种叫做"巴斯刷牙法"的方法很值得我们借鉴，它的关键点在于：刷牙手持牙柄，刷毛指向牙根方向(上颌向上、下颌向下)，约呈45度左右。手指轻度加压用力，让刷毛端进入牙龈沟里，然后手腕用力作轻柔的颤动动作，颤动时注意勿使刷毛端离开牙龈沟。巴斯刷牙法由于强调了对牙龈沟的清扫，不留盲区，所以洁齿护牙效果更明显。需要注意，用这种刷牙方法，最好是买软毛牙刷，硬质的刷毛容易使牙龈受损。

当然，对于长期吸烟引起的烟屎牙来说，最好是能戒烟，这样才能长治久安。不仅免去了洗牙除斑等麻烦，对自己的身体也有根本的好处。

40．嚼嚼橘子皮，口腔再无异味

> **症状**：口腔异味
>
> **偏方**：
>
> ①取甘草10克、厚朴10克，加入300毫升热水，加盖泡5分钟，用浸泡的水液漱口3分钟。每晚睡前及第二天早上进行1次，配合刷牙、刷舌苔。
>
> ②如不适应甘草厚朴水的味道，亦可以用浓盐水或浓茶水代替，或嚼鲜橘子皮。

　　李小姐是一家外企公司的秘书，人长得漂亮又能干，可老外上司总是不愿意和她多说话。必须说话的时候，也都有意无意地和她保持一定的距离，并要求她长话短说。不光是老板，其他同事也有这种情况。李小姐很是纳闷，不知道发生了什么事。后来还是一位跟她关系不错的女同事告诉她，她有口腔异味，李小姐这才恍然大悟，真是尴尬极了。

　　生活中，很多人都有口腔异味的毛病，但一般人可能不知道，其实口腔异味里面学问真不小，能够提示多种疾病。比如糖尿病血糖过高时，口中可能散发出烂苹果味；肾功能不好，尿毒症的患者，口中会有尿臊味；肝功能严重损害发生肝昏迷的患者，口气则是一种鼠臭味；肺脓肿的患者，口气则是腥臭味等等。

　　不过，上面这些情况都是病情严重的患者才会出现，对于普通人来说，口中有异味一般只是由两个原因引起：其一是与胃有关，中医的说法是胃中有火，或者脾胃湿热，导致食物之腐臭气蒸腾而上，蔓延于口腔，从而产生口腔异味。从现代医学的角度来解释，很多人的口腔异味与胃部幽门螺杆菌感染有关，这种细菌会在胃里分解滞留的食物，因而产生大量的氨气。当氨气在胃内聚积到一定浓度时，就会通过食管经口腔呼出，闻起来就满嘴臭味了。在老偏方第一册中，我介绍过开水泡黄连、喝白萝卜汁的偏方，就是为了清胃火、清湿热，杀灭胃中的幽门螺杆菌来达到治疗效果。第二个原因，我们下面再来说。

我问李小姐平常有没有胃痛、胃热等不适，李小姐连连摇头，说她的胃肠功能很好，连闹肚子都很少出现。这样看来，李小姐的口气不太可能是胃引起的。我又问她牙口好不好，李小姐说这方面还真有些问题，她爱吃零食，有时候早上起床晚了，牙都来不及刷就要去上班，去年还因为烂牙去找牙医补过牙呢。听她这样说，病因基本上就明确了。我给她开了个方子：甘草、厚朴各10克，加入300毫升热水，盖上盖泡5分钟，用浸泡的水液漱口，每晚睡前及第二天早上进行一次，每次3分钟，并配合刷牙、刷舌苔。

这个方子是针对口腔进行局部治疗的。要知道除了胃，口臭的另一个更常见的原因是直接来源于口腔，也就是我们上面提到的第二个常见原因。每天的吃饭，会使我们口腔内的舌苔、牙龈沟里偷偷隐藏了许多的食物残渣，以及大量微生物。尤其是牙齿不太好的朋友，口腔内的微生物就会更多。这些口腔微生物中大部分是革兰氏阴性细菌，它会对食物残渣等物质腐化分解，在此过程中产生挥发性硫化物。一般读者可能对硫化物没有直观的印象，但住在化工厂附近的朋友们，可能有时候会闻到一种臭鸡蛋的味道，那就是硫化物；还有，我们放的屁之所以有臭味，原因也与内含大量硫化物有关。可以想象，口腔里如果有大量的挥发性硫化物，这口气就肯定好不到哪里去了。

明白了口腔异味的生成机制，治疗的思路就很明确了。首先应该尽量抑制或杀灭口腔内的微生物，尤其是革兰氏阴性细菌。药理研究表明，甘草里含有的甘草酸，厚朴里含有的厚朴酚成分，均能对口腔里的革兰氏阴性细菌有明显的抑制作用。

其次是要尽量去除口腔内残留的食物残渣。这一步一般是通过刷牙来完成的。通过刷牙，基本上可以清除牙龈沟里的食物残渣。但要注意刷牙的时候，一定要同时配合刷舌苔，因为舌苔上同样隐藏了大量的食物残渣，甚至比牙龈沟里隐藏得更多。许多研究发现，单纯通过刷舌苔的动作，就可以使口腔内的挥发性硫化物降低75%！可见刷舌苔的重要性。

刷舌苔的具体操作方法比较灵活，可以用牙刷来刷，现在市面上售卖的牙刷，不少在牙刷毛的背面有一些细小的凸起，就可以利用它来刷洗舌苔。更有甚者，可以用指甲直接在舌苔上刮洗，操作起来更加顺手，只是要注意不要太过用力，避免损伤舌苔。不管用哪种方法，一般反复刷上10次，然后漱口。注意漱口水一定要吐掉，接着再拿条湿毛巾包住舌头，反复擦舌头表面，尽可能地把舌苔再擦掉一些，然后再漱口，把漱口水吐掉就可以了。漱口水可以用普通的自来水，也可以用上面说的甘草厚朴水。

另外，要注意刷舌苔的时候最好尽量往舌根部刷，这是因为靠近舌根处的舌头面积最大，滞留的食物残渣自然也更多。不过，舌根由于靠近咽喉，刷这里时容易导致恶心感，所以只能尽力而行。

李小姐按我教的方法，一周之后口腔异味的问题就解决了。去向老板汇报工作的时候，老板也不像以前那样拒之于千里之外，跟同事们的关系也越来越好，这让李小姐越来越自信。

补充说明一下，有些人可能不太喜欢甘草厚朴水的味道，这时候可以考虑用浓盐水、浓茶水来代替。浓盐水、浓茶水也有抑制口腔内微生物生长的效果，尤其浓茶水的效果更强。茶水本身就气味芳香，而且药物研究显示茶叶里含有的"茶多酚"成分，能够与细菌里面的蛋白质结合，从而导致细菌死亡。尽管在抑菌方面，浓盐水、浓茶水比不上甘草厚朴水，但也是不错的选择。

此外，嚼鲜橘子皮也是个替代甘草厚朴水的方法，新鲜橘子皮里有香精油成分，气味芳香，而且研究发现，它还内含抑制口腔常见致病菌、微生物的成分。如果对甘草厚朴水、浓盐水、浓茶水不太接受的朋友，可以将鲜橘子皮咀嚼之后吐掉残渣，反复几遍，也是个很好的办法。

41．化妆品过敏惹皮炎？韭菜敷脸放宽心

症状：化妆品引起的接触性皮炎

偏方：

①取一把新鲜韭菜洗净捣烂，加入适量面粉和水调成泥敷患处，以纱布覆盖，用胶布固定，连续外敷1小时以上，每天1次。

②取清新口味的牙膏或新鲜的芦荟汁，外涂于患处。

罗小姐是一家公司的文员，平时很重视穿着打扮，上班时每隔一段时间，都会抽空补补妆，以保持自己的美好形象。这家公司里的职员以年轻女性为主，平常同事们经常互相交流化妆美容的经验，时不时还会分享一下各自的美容物品。这天下午，大家都比较悠闲，罗小姐忙完了手头上的事，又和同事李小姐聊起了美容化妆的事儿。李小姐拿出一盒保湿粉底液，说是上周末去香港买的进口货，据说在澳洲是市场排名第一的产品。李小姐说自己用过了觉得不错，让罗小姐也试试。罗小姐于是试用了一次，当时感觉挺好，但下班后回到家，晚上十点多时，她正在看电视，突然觉得脸上又痒又痛。一照镜子，发现脸上好几处长了红斑，摸上去都觉得烫手。

罗小姐之前在我的门诊看过一段时间的病，大家比较熟，她还留过我的手机号码以便联系。看到自己的脸突然变成这样，罗小姐一时不知所措，于是打电话向我询问。

听罗小姐说完大致的症状，我首先想到的就是过敏，于是问她最近有没接触或吃到些什么不寻常的东西，罗小姐想了一下，说

起了下午使用保湿粉底液的事。我一听，告诉她八九不离十是得了"化妆品皮肤病"，应该是这个粉底液含有的什么成分，使她的脸产生过敏反应了。

化妆品皮肤病，是指人们在日常生活中使用化妆品引起的皮肤及其附属器官的病变。表现有红斑、皮疹、痒痛、脱屑、灼热、色素沉着、色素脱失等。也可以叫化妆品引起的接触性皮炎。调查显示，这个病多发于20至40岁这个年龄段的女性中。这个年纪的女士们爱漂亮，总是经常试用不同的化妆品，希望找到最适合自己的那一款，即使已经找到比较合适的，可还是会想有更好用的。常在河边走，湿鞋的机会自然要大些。虽然市面上的化妆品，出厂前一般都会经过提纯和测试，可并不代表每个人的肤质都能吃得消。一旦不适合，就可能会出现过敏，引发接触性皮炎。尤其是一些国外进口的化妆品，主要是针对欧美人肤质设计的，用在东方人脸上，出问题的可能性会更大。

我安慰罗小姐不必太担心，如果脸上肇事的粉底液已经洗干净，那口服点抗过敏药，一般很快就会没事了。罗小姐告诉我家里只备了一些感冒咳嗽药，没有抗过敏药，而且附近的药店也已经关门，看来只能明天买药了。我想了一下，问她家里有没有新买的韭菜，她说刚好下班时买了一些，我说如果这样，有个小偏方可以派上用场：取一把新鲜韭菜洗净捣烂，加入适量面粉和水调敷患处，以纱布覆盖，用胶布固定，睡觉时也不要拿下，相信第二天起床时，脸上的症状就可以消除了。

第二天上班时，我收到罗小姐打来的电话，她告诉我昨晚用了我的方法，一敷上去脸上就觉得凉凉的，很是舒服，今天早上照镜子，果然脸上什么印迹都没有了。她说多亏了我的建议，否则今天回去上班，不知道怎么被同事们笑话呢。

这个方子的原理在于韭菜具有一定的消炎功效。方中的面粉，主要是为了调和韭菜汁，便于外敷于皮肤上。另外，面粉本身对于皮肤也有一定的营养作用。韭菜的消炎作用，还用于其他疾病中。我有位朋友是野战部队的军医，他跟我说在部队里经常会有扭伤跌伤摔伤的，有时候手头又刚好药物缺乏的时候，他就会就地取材，到炊事班里找些韭菜，捣烂了和些面粉，外用于伤患处。一般轻症者，第二天就能消肿止痛，重新投入训练。此外，临床上还有采用韭菜煮水，外用治疗痔疮、痱子的方法。至于韭菜里面到底哪种成分可以消炎，现代医学还没有深入的研究和结论。不过对于普通患者来说，只要能起疗效就可以了。

如果觉得韭菜这个方子有点麻烦，还可以用一条更简便易行的方子：取清新口味（含中药薄荷、野菊花等成分）的牙膏，外涂于患处，要求完全覆盖皮肤受损部，厚度为1～2毫米，每次外敷半小时以上，至局部无任何感觉时去除。每天至少应用一次，有条件的话，使用四五次效果会更好。

为什么普普通通的牙膏，也能治疗皮炎呢？因为目前市面上清凉型的牙膏，往往含能够消炎消肿的薄荷、野菊花等成分。而且外用后，牙膏能对局部皮肤起到止血贴般的保护作用。最关键的是，牙膏是温和无刺激的，能够用在娇嫩的口腔、牙龈处，用来外涂于脸部皮肤，同样可以放心。

此外，如果家里有芦荟的话，还可以将新鲜的芦荟叶片洗净擦干，将芦荟叶的表皮撕去，轻轻地将芦荟液汁均匀涂于患处，每隔一小时涂抹一次。芦荟含有具有杀菌、抑菌，消除炎症和促进伤口愈合作用的成分，但它外用于皮肤本身也可能导致过敏反应，因此，首次使用芦荟时，应先将新鲜芦荟叶汁在上肢前臂内侧皮肤上涂擦，20分钟后观察局部皮肤反应，若局部无红肿、瘙痒、水疱及其他不适，就可放心使用。

42. 丹参液擦脸，扫光脸上"成人痘"

症状：成人痤疮、后青春期痤疮，亦可用于青春期痤疮

偏方：

①丹参30克，加水500毫升，大火煎至沸，小火煮20分钟，制成药液，用来擦洗脸部或饮用。

②取大黄粉5克，加入适量米酒调成糊状，外敷于脐部。或者用苦瓜片外贴于痤疮处。

痘痘原本是年轻人的专利，只在青春期才出现，但近年来，成年人脸上长痘痘的状况却越来越多。成年人长痘痘，在医学上叫做迟发性痤疮，或者称为后青春期痤疮，俗称"成人痘"。统计资料显示，在因痤疮就诊的人群中，"成人痘"占了大约40%，比例实在不低。

引起"成人痘"的原因既有外因，也有内因。外因与使用化妆品、空气污染等导致皮肤毛囊堵塞，皮脂排出不畅有关，内因则主要由于长期承受压力，导致内分泌紊乱有直接的关系。两者相比较，以内因为关键因素。

我妻子有位朋友，名叫阿芳。她是一家外企的骨干员工，人精明能干，婚后生了孩子，既要照顾孩子，又要兼顾工作，非常辛苦，经常熬夜。有一天早上，阿芳发现自己的脸上冒出了一颗大大的痘痘，在接下来的几天里，痘痘更是像雨后春笋般冒了出来。最初她以为是化妆品过敏，于是换了一种孕妇都可以使用的化妆品，可并没改善，痘痘还是前赴后继地涌现。阿芳心里觉得很纳闷，自

己的"青春期"早过了，怎么还是"痘灾不断"呢？有一次串门的时候，她向我提出了疑问。

青春期长痘痘的根本原因是人在生长发育过程中，体内雄性激素分泌旺盛。"成人痘"的病根同样是体内雄性激素过多，但直接原因就大不相同了。研究发现，"成人痘"的患者多为25～35岁的女性，她们大多存在着学习或者工作过度紧张，事业、家庭两方面的压力都比较大等负面的心理压力。长期存在这种心理压力，就可能导致体内内分泌紊乱，雄性激素分泌增加。过量的雄性激素作用于脸上的皮脂腺，就会使之分泌过量的皮脂，堵塞毛囊，再加上外界细菌的感染，痘痘就这样出现了。

我告诉阿芳，针对成人痘的病因，中医有很多办法可进行调理，治疗起来并不费事。阿芳请我给她开个方子，不过最好是简单方便的，因为她平常工作很忙。于是我给她介绍了这样一个方子，就是只用丹参来治疗。具体如下：丹参30克，加入500毫升水，大火煎至水沸后，小火再煮20分钟。等水温适宜后，将1/4的药液擦洗脸部，20分钟后洗净，余下的药液每日饮用一次，1个月为一疗程。

丹参内含有"丹参酮"的成分，具有类似于雌性激素一样的效用，进入人体后能对抗雄性激素，降低体内雄性激素含量，这样就能够调节内分泌，治痤疮的"本"。此外，它还具有抗痤疮杆菌、消炎的作用，对于已长出的痘痘，能够促进其尽快消失。因此内服加外用，能起到标本兼治的效果。

需要说明的是，"成人痘"的病根是内分泌紊乱，要调节内分泌往往不是短时间内就能见效的，虽然每个人的反应不同，但一般来说，2～4周的疗程是很正常的。另外，由于内分泌紊乱的原因往往是心理压力大，因此还应该同时配合一些对抗心理紧张的方子，这在书中的其他章节会提到，这里就不重复讲了。

另外还有一个偏方也比较管用：取大黄粉5克，加入适量米酒调成糊状，外敷于脐部，如无皮肤不适感，则每天外敷6小时。有些人在外敷后有皮肤不适，那就要立即停止使用了。

中医认为痤疮多由肺经郁热，蕴阻肌肤，兼且胃肠湿热无法顺利下泄，上逆于肌肤而成。而肺与大肠相表里，采用大黄能够泻胃肠湿热，进而使肺经郁热也得到解除。因此，中医治疗痤疮的方剂中，往往都少不了大黄这一味药。市面上有比较流行的排毒养颜的胶囊，治疗痤疮的效果不错，行内人都知道，这个胶囊的主要成分就是大黄在起作用。大黄调和后敷于脐部，通过脐部来吸收大黄里的有效成分，就能既避免口服之苦，又不容易出现腹泻的副作用了。

用苦瓜片外贴于痤疮处的原理在于苦瓜内含有"苦瓜皂苷"成分，对于多种细菌均有抑制之效，外贴于痤疮处，就能起到抗菌、消炎的效果，促使已长出来的痤疮尽快消失。顺便提一下，苦瓜外用不但对痤疮有效，对夏天容易发作的痱子也同样有用。

阿芳听完我的解释，觉得两个方子都不难执行，于是回去后轮流使用，两周后她就打电话告诉我，说脸上的痘痘已经全消失了。我听了很是高兴，但还劝说她，以后还是要注意放松心情，别给自己承受过大的精神压力，减少负面思考。只要保持心态的乐观，"成人痘"以后就不容易重新发作了。

43. 贫血让您病恹恹气色不好，多喝秘制猪肝汤

症状：面色青白，缺铁性贫血

很老很老的老偏方：取胡萝卜、猪肝各100克，黑木耳30克，青椒半个。先将胡萝卜、青椒洗净，切片。木耳用水泡开，猪肝洗净切片，加盐、酒、姜等调料拌匀待用。将猪肝下锅，炒至变色后捞出，再下胡萝卜、木耳、姜、蒜等炒熟，最后放入猪肝同炒，即可食用，每周服用2～3次，连用1～2月。或将以上食材煮汤食用。

有一天，一位大学同学来广州办事，顺便约我吃个饭叙叙旧。这位同学毕业后没有从事医疗工作，而是转行从商，几年下来自己创办了个公司，生意越做越大，身家颇丰，算是我们同学中最有钱的一个。见面时同学身边还跟着一位娇滴滴的小姑娘，同学介绍说这是他的秘书。女秘书长得很标致，皮肤也很白，但出于职业的习惯，我一眼看上去，就觉得她的气色不太好，面带菜青色，像是营养不良的样子。

由于跟老同学很熟悉，饭桌上我直接就把这事给指了出来，老同学听了笑着说，没干医疗很多年，水平下降得太多，自己平常根本没看出秘书的面色有什么不妥，就请我帮她看看。

同学介绍说，小姑娘平常工作很认真，平时加班加点什么的，从来不叫苦，酒量比较好，遇到饭局总少不了她，可以说是自己的左右手。女秘书补充说，她几年前开始跟着我同学工作，近一年确实觉得自己脸色不大好，没有以前红润，但只是以为工作太累，也

没太注意。得到女秘书的允许，我翻开她的下眼皮做检查，只见她下眼皮里面的黏膜颜色很淡，再翻开另一只眼的下眼皮，也是如此。看到这个样子，我心里有数了，问我同学他的公司员工有没有每年进行体检，同学不好意思地解释说公司小，不像国有大企业那样正规。我就让他靠近来，再翻开女秘书的眼皮，让他自己仔细看看，下眼皮里面的颜色，足以证明他这位女秘书其实是贫血，如果公司有每年体检的制度，早就能发现了。老同学虽然不从医很多年，但看眼皮来判断贫血的知识还记得，一看就明白了。

女秘书听我这么讲，很是担心，问我自己的情况会不会很严重。我告诉她不必太担心，绝大部分的贫血患者都是缺铁性贫血所导致的。这个病其实是比较常见的，有资料显示仅在我国，就有约1.5亿的缺铁性贫血患者。至于引起本病的原因往往与饮食有关，尤其在都市里的白领女性，为了保持身材苗条，往往以吃素食为主，而少吃含铁丰富的肉类食品，再加上女性每个月的月经失血，久而久之，就容易造成缺铁性贫血了。女秘书听了连连称是，说自己为了保持体形，日常确实一般只吃蔬菜、水果，很少进食肉类。

女秘书问我，这个贫血要不要吃药来治疗？我说她的贫血看起来还不严重，通过食疗应该可以改善。正说着话，服务员开始上菜了，首先上的是老火靓汤，汤里有胡萝卜的身影，我指着让女秘书看，说这东西配上猪肝，经常服用，就能起到良好的补血效果。比如用胡萝卜炒猪肝，取胡萝卜、猪肝各100克，黑木耳30克，青椒半个。先将胡萝卜、青椒洗净，切片。木耳用水泡开。猪肝洗净，切片，加盐、酒、姜等调料拌匀待用。将猪肝下锅，炒至变色后捞出，再下胡萝卜、木耳、姜、蒜等炒熟，最后放入猪肝同炒，即可食用。

猪肝是补血佳品，这一点很多人都有印象，古人也有记载，如清代《随息居饮食谱》云："猪肝明目，治诸血病。"现代研究则表明，猪肝里面含有大量铁质，对于缺铁性贫血非常合适。但胡萝卜也能补血，这个一般人可能就不太清楚了。其实，胡萝卜里含大量胡萝卜素。胡萝卜素进入人体后，经过消化吸收会转化为维生素A。而补充维生素A也是治疗缺铁性贫血的关键一环，因为维生素A参与了体内铁转运蛋白的合成。当缺乏维生素A时，即使口服补充了大量铁元素，体内还是会处于缺铁状态。所以临床上治疗缺铁性贫血时，往往会强调既补铁，又补维生素A，双管齐下，才会取得最佳的效果。

女秘书在认真地听，等我说完，提出了一个疑问。她听说经常吃猪肝，会导致血脂过高。我笑着说让她安心，其实这种几率并不大，而且在我刚才推荐的方子里，专门加入了木耳和青椒，这两种食材，都有对抗高血脂的作用。此外，如果经常吃炒胡萝卜猪肝烦腻了，也可以间或换成胡萝卜猪肝汤试试，煮汤时同样可以把青椒、木耳放进去一起煮。但不管是炒或煮汤，都要记得加入植物油，而且炒、煮的时间都不能太久，这是因为胡萝卜素不溶于水，却溶于植物油，只有加油才能最大限度地将胡萝卜里的β胡萝卜素给吸取出来。另外，过度高温会使胡萝卜素被大量破坏，所以烹饪的时间也不能太长。

饭局后几天，老同学打电话给我，告诉我他安排公司的员工去做了体检，那位女秘书果然有轻度的缺铁性贫血，他已经叮嘱她要按我讲的食谱进行调理了。过了两个月，老同学又来广州办事，我又见到了那位女秘书，她的面色看起来好多了，精神也明显比以前好多了。

44. 手掌干燥脱皮怎么办？赶紧涂甘草芝麻油

症状：指掌角皮症，主妇手

偏方：准备甘草10克、芝麻油50毫升，将甘草在芝麻油中浸泡24小时，一起倒入锅中，小火煎炸至焦枯状，过滤去渣，待凉后涂于裂口处，每日2次，使用2～4周。

小高是一家大型商场的财务人员，具体做出纳工作。入职一年后，她原本细滑的手部皮肤开始出现了干燥、脱皮、瘙痒的情况。高小姐自己买了滋润型护手霜外用，擦了大半瓶都不见起色。她的妈妈正好长期在我这里看病，就把高小姐带过来找我看看。我简单检查了一下，告诉她这是"主妇手"。

高小姐一听很是纳闷，她才刚参加工作，没有结婚，自己是独生女，在家也很少做家务，怎么会是"主妇"呢。我告诉她，"主妇手"只是个俗称，学名叫指掌角皮症，主要因为双手经常接触洗洁精、洗衣粉等碱性洗涤剂而引起。临床表现为手指和手掌心皮肤干燥、脱皮、粗糙。部分患者受损的皮肤上，可以看见长有像碎玻璃一样的细小裂纹，还可能伴有瘙痒症状。有的患者急性发作时，会在指侧、指背、指间的区域处，出现分散的红色斑丘疹、丘疱疹、水疱，病程较久者还会伴有指甲发育不良。

高小姐听我解释完，啊地叫了一声，说她知道自己怎么会得这个病了。她是名财务人员，每天都要与大量钞票打交道，虽然有点钞机帮忙，但是单位要求不能只依赖机器，即使点钞机数过的钱，她也得用手再人工点算一次。高小姐知道钞票很脏，害怕钞票上的

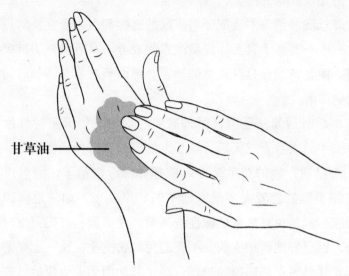

甘草油——

手上皮肤干燥、脱皮、粗糙，涂点甘草芝麻油，皮肤完美如初。

细菌传染，每次点完钞票，她都要仔细地洗一次手，整只手都打上肥皂用力搓。平均下来，每天她可能会洗上十几次手。她认为这样做很卫生，没什么问题，没想到竟然会对她的手产生损害。

高小姐很是懊悔，开始埋怨起自己的工作。我告诉她也不必过于自责，这个病也不是大问题，并不难解决，而且她的症状还不算是很严重。我推荐她一条偏方：准备甘草10克、芝麻油50毫升，将甘草在芝麻油中浸泡24小时，一起倒入锅中，小火煎炸至焦枯状，过滤去渣，待凉后涂于裂口处，每日2次，使用2~4周。

"主妇手"这个病从季节上来说，尤其好发于秋冬季，因为秋冬季时人体的皮脂腺在低温条件下分泌油脂减少，手掌的皮肤缺乏油脂的滋润，加上空气干燥，皮肤里的水分容易挥发。再加上经常接触各种洗涤剂，洗涤剂里的碱性成分会进一步溶解消除掉手掌皮肤上的油脂，并对皮肤直接产生侵蚀性伤害。长此以往，娇嫩的手部皮肤就会受伤、发炎，进而脱屑、裂口了。

甘草油可以在皮肤表面形成一层表浅油膜，可有效地滋润皮肤，并防止皮肤水分流失，改善患者的皮肤屏障功能，防止肌肤干燥，并降低洗涤剂等不良成分对皮肤的直接刺激。更重要的是，甘草里含有一种类似于肾上腺皮质激素的成分，具有良好的抗炎、修复作用，而且该成分是纯天然的，不会像西药激素那样长时间使用后出现副作用。

高小姐听后如获至宝，回去后如法炮制，每天坚持外涂，并且减少洗手的次数。三天后，她手上的裂口就开始慢慢恢复。继续使用一个星期，她的双手又像以前那样细致嫩滑了。顾名思义，得"主妇手"的患者大多是家庭主妇。家庭主妇如果想保护好双手，就应尽量避免直接接触碱性洗涤剂。洗衣服、打扫卫生时可戴上手套，以更好地保护皮肤。不能避免频繁洗手，也一定要勤涂护手霜，尤其是晚上临睡前的护理。至于其他因为职业缘故（如美容师、餐厅小工、建筑工人）患上此病的，也可以试试上述偏方，会有不错的效果。

45．皮肤瘙痒总想抓，外涂花椒苦参醋

> **症状**：神经性皮炎
>
> **偏方**：
>
> ①冰块外敷瘙痒部位，如面积过大，可用冰袋外敷。
>
> ②取食醋500毫升，文火煮至50毫升左右呈糊状，倒入干净容器内。另将苦参20克、花椒5克洗净后放入糊剂内，浸泡1周制成药液，涂抹患处。

谭先生是个玩具厂的销售员，近年来由于市场不景气，收入一下少了一大半，还房贷、养车子的压力一下就大起来了，每天早上一醒来，他就开始发愁，到了晚上也睡不好。这种情况过了一阵子，他突然感到手腕部和脚踝部有些发痒，总忍不住想去挠挠。后来发现，心情好的时候，这种痒的感觉就不太明显，如果熬夜加班、心情不好、烦躁焦虑时，发痒情况就变得严重。每次痒的时候，他就不自觉地去搔痒，渐渐地发现皮肤表面变得越来越粗糙，再往后发展，连身上也开始发痒了。

他到医院皮肤科看过，医生告诉他这是神经性皮炎，开了些抗过敏、止痒的药物给他，用药的时候瘙痒确实能够缓解，但一停药又会复发。谭先生觉得不能这样一直吃过敏药，正好他的老婆找我看过病，经他老婆推荐，谭先生就来找我看病。

了解过他的病情后，我告诉他在瘙痒明显时，可以用冰块外敷瘙痒部位，如瘙痒的面积大，则可用冰袋外敷，很快就能够缓解。但冰敷的方法效果无法持久，主要是治标，在瘙痒剧烈难忍时应急

处理。我又给他写了个方子——花椒苦参醋。具体操作：取食醋500毫升，文火煮沸浓缩至50毫升左右的糊状，倒入干净容器内，将苦参20克、花椒5克洗净后放入糊剂内，浸泡1周。浸泡时间越长疗效越好。使用时先将瘙痒病变患处洗净，用棉签蘸药液涂抹于病变部位，每日2次，2周为一疗程。这个方子以前给患神经性皮炎的患者用过，不少人就此除根。

神经性皮炎是一种神经功能障碍性皮肤病，本病与精神因素有明显的关系，尤其好发于一些争强好胜、雄心壮志，性子又比较急的人身上。此病的发病机制还不是太清楚，但一般认为是大脑神经过于兴奋，导致了体内的内分泌系统、免疫系统、神经系统发生紊乱，从而导致瘙痒症状。

冰敷的方法纯粹是治标之举，在瘙痒剧烈时，采用冰块外敷，其原理实质是用低温麻痹局部的神经，达到迅速止痒的效果。而用花椒苦参醋外涂，则可能从根本上治愈这个病。苦参与花椒这两味药，花椒有较强的麻醉作用，用于患处能够起到麻醉神经而达到止痒的效果。至于苦参，是中医治疗瘙痒皮肤病的常用药物。现代药理研究发现它有抗过敏、抗炎、止痒的确切功效。此外，苦参里还有一定的镇静作用，对于因大脑神经过度兴奋而引发的皮炎正适合。

为了更全面治疗他的病，我又介绍了一个刮痧疗法给他，具体操作：先买一个刮痧板备用，刮痧前准备温水或清凉油。刮痧部位可分为两部分。一个是自颈部开始，顺着脊柱的两旁向下刮痧。一个是瘙痒明显的部位。两个部位，均要求刮至局部出现痧斑为佳。等痧斑自然消失后，再进行第二次刮痧。如此连续治疗2周。

从中医理论来说，本病与脏腑功能紊乱密切相关。脊柱两旁分布着人体各脏腑的俞穴，因此在脊柱两旁刮痧，就能够刺激这些俞穴，达到调节脏腑功能之效。而从现代医学的角度看，大量临床研究证明，在脊柱两旁刮痧后能够刺激穴位处的神经感受器，并迅速形成反射，对大脑皮层进行功能调节，使人感到轻松、舒适，对于

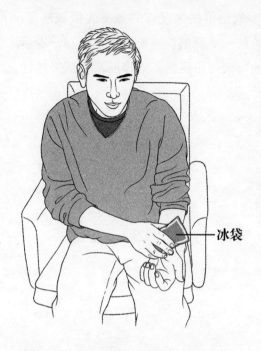

冰袋

用冰袋外敷瘙痒部位，迅速止痒。

精神压力和紧张情绪可起到明显的缓解作用。这个方法对于因大脑神经过度兴奋而引起的神经性皮炎是"治本"之举，其原理可以说是釜底抽薪，从病源处下手。

另外，在瘙痒病变皮肤处进行刮痧，还可以增强血液循环，促进致痒物质的代谢和运输。且刮痧后的痧斑一般需要三四天才能完全消除，在此期间痧斑会继续刺激穴位处的感受器，发挥着上述的治疗作用，起到一个长效的维稳效应。

当然，由于本病的病根是心理过度紧张、急躁，因此在使用上述方法时，还应配合自我的心理调节，降低争强好胜的欲望，保持平静的心态，才能起到最佳的疗效。

谭先生听了我的建议，回家后就让夫人开始制作苦参花椒醋，并让老婆给自己刮了一次痧，全身刮出了许多紫黑色的痧斑。此后的几天里，他觉得瘙痒发作的频率大概减轻了一小半，症状明显时，用冰块敷一下，很快也能镇静止痒。一周后，苦参花椒醋制作完毕了，他每天使用两次，瘙痒的症状越来越轻，两周后，瘙痒就完全消失了。

46. "鸭梨臀"让您压力山大？试试大黄瘦身糊

症状：肥胖症、臀部肥大

老偏方：

①用大黄粉10克，加入适量米酒调成糊状。热敷臀部后，再涂抹上药糊，用纱布覆盖。再以热水袋外敷纱布上进行加热，每次10～20分钟，每天1～2次，一个月为一个疗程。

②双手扶墙或椅背，呈站姿，左脚后移，以脚尖着地。吸气，快速将左脚往后腾空抬起，尽力抬高停留5秒后，吐气将腿放下。重复20～30次后，换脚再做。

虽说丰满的臀部是很多女性追求的目标，可要是臀部过分肥大，比例失调，也是一件尴尬事。

小美是一间写字楼里的文员，一天到晚都有无数的文档表格需要整理，除了吃饭上厕所，可以说十个小时都要坐在办公室里。由于工作紧张，脑力消耗大，小美经常觉得没到饭点，肚子就开始饿了，于是她在抽屉里准备了不少巧克力、饼干等零食，方便工作间隙拿出来吃上两口补充补充能量。

有天早上照镜子试装，小美突然觉得自己的体形在不知不觉中变胖了，尤其是臀部比以前整整大了一圈。找以前的旧裤子，稍微偏瘦点儿的已经挤不进去，心里真是懊恼极了。她想自己肯定是上班时不运动，又经常吃零食引起的，于是下狠心把抽屉里的零食全部扔掉，而且中午饭也不吃了。但只过了几天，她就顶不住了，工作强度还是那么大，没有了足够的营养补充，肚里的饥饿感，脑子的眩晕感都让她很是难受。她放弃了节食，又开始重新吃午饭，吃零食，只是尽量控制进食量。这样过了两个月，小美发现体形仍然基本维持现状，臀部甚至还有更加增大的趋势。刚好她的一位同事认识我，知道了小美的烦恼，就介绍她来找我看看，想想办法。

小美对中医并没有太大信心，是抱着试一试的态度来的。原来在她的印象中，外形上的这些问题，可能找整形医生比较合适。中医院里面的医生，也会处理这种问题？听过她的病情描述，我说她的这个臀部肥大其实本质上属于肥胖病，中医治疗肥胖还真有不少办法，比如中药、针灸等等。小美听了连忙摇头，说吃药她怕苦，也怕有副作用，况且她也没时间煎煮，针灸就更加想想都怕。我笑笑说没关系，还有其他办法呢，比如用中药外敷也能有效。

小美对外敷中药倒不反感，听了很感兴趣，我就给她写了个方子：用大黄粉10克，加入适量米酒调成糊状。使用时，先用热毛巾敷热臀部，再涂抹上药糊，用纱布覆盖。再以热水袋外敷纱布上进行加热，每次10～20分钟，每天1～2次，一个月为一个疗程。

大黄是一味具有悠久应用历史的中药。传统理论认为它能够攻积、导滞，荡涤胃肠燥结，经常用来治疗便秘。在临床实践中，人们还发现使用了大黄的患者，肥胖也能得到改善。药理研究显示，大黄对高血脂有良性调节作用。更进一步的研究还显示，大黄对人体的"瘦素"水平亦能起到调节作用。瘦素是人体肥胖基因编码产生的蛋白质产物，大量研究证实，肥胖患者体内的瘦素水平明显高于正常人，而大黄却有降低瘦素水平的作用，这可能就是大黄能够减肥的关键。

目前，临床上将大黄应用于减肥的成功案例已经比比皆是。市面上售卖的许多减肥中药，其成分中亦往往少不了大黄。这些药物一般是口服用药。口服大黄的话，用量稍大即可导致腹泻。而这个方子将大黄进行外敷，就可以最大限度地降低这个副作用，达到减肥而不腹泻的效果。

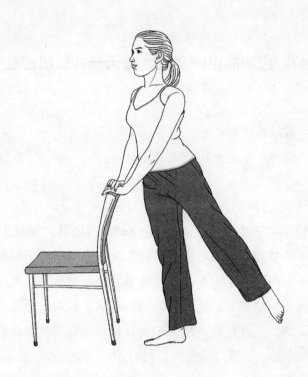

多做瘦臀运动，辅助治疗效果好。

　　为了辅助治疗，我还建议她多做瘦臀运动，方法如下：双手扶墙或椅背，呈站姿，左脚后移，以脚尖着地。吸气，快速将左脚往后腾空抬起，停留5秒后，吐气将腿放下。重复20～30次后，换脚再做。

　　小美听了我介绍的偏方，高兴地说回去一定试试。后来，小美一直没有来复诊，我希望自己开的偏方已经解决了她的苦衷。

47. 应酬搞出啤酒肚，每天一杯豆奶瘦肚子

症状：腹部肥胖

偏方：每天饮用500毫升豆奶。

　　小黄今年三十出头，是公司的市场部经理。做他们这一行，平时免不了要经常喝酒吃饭。久而久之，小黄的肚子就渐渐鼓起来了。本来，男性到了中年有点儿啤酒肚也不算什么，可小黄年纪轻轻，忽然突起的啤酒肚，对形象的影响确实很大，让他有了个不大不小的烦恼。正好他的一位客户与我相识，知道我在处理不少小毛病上很有办法，于是介绍他找我问问。

　　小黄见到我后，立刻就问，"啤酒肚"是不是因为啤酒引起的？原来他平时应酬时，经常放纵地喝啤酒，一是不喝酒不好谈事情，二是啤酒不容易喝醉。如果真是啤酒喝出来的大肚皮，他考虑以后少喝一点，让肚子自然瘦下去。我告诉他这个还真不好说，啤酒虽然也含有热量，但并不算太高，而且没有高脂肪含量，所以不像是让人长胖的直接原因。在欧洲有人研究，专门调查了好喝啤酒者患啤酒肚的几率，发现并不比不喝啤酒的人高。

　　实际上，对于啤酒肚的成因，目前世界上还没有统一说法。有人说，"啤酒肚"是营养过剩导致的，也有人说是营养不均衡造成。德国联邦营养医学会的研究还表明，"啤酒肚"与男性的遗传基因有关。还有观点认为睡眠不足也会引起啤酒肚，因为一个人如果深睡阶段过短，睡眠质量差，体内能够调节脂肪的激素就会分泌减少，继而令体内脂肪积聚在腹部，形成"啤酒肚"。各种论调，

不一而足。不过唯一确定的是，"啤酒肚"突出来的部分，里面装的可不是啤酒，而是脂肪。所以要解决"啤酒肚"，只要解决脂肪就可以了。

我给小黄提供了几个运动方法及减肥偏方，但小黄听完都不太满意，不是嫌麻烦，就是觉得不适合自己的生活习惯，总之是没法坚持。这减去肚子的脂肪，不坚持一两个月怎么行呢？我想了想，又给小黄开了一个偏方，很简单，就是每天喝一定量的豆奶，500毫升就够了。

与牛奶相比，豆奶里不含胆固醇，饱和脂肪酸也较低，喝了不容易增肥。另外，豆奶里含有"大豆异黄酮"的成分，大量药理研究表明，该成分能够影响体内的脂质代谢，具有降低血脂水平，促进脂肪细胞分解等作用。临床上曾做过一项研究，让一部分人每天喝一杯大豆饮品，另一部分什么都不喝。观察后发现，每天饮用豆奶的人腹部脂肪明显减少，而不喝豆奶的人腹部脂肪则甚至有所增加。

小黄听完，连说这个方法好，用起来很方便，他只要把每天早上喝的牛奶替换成豆奶就可以了。回到家后，他按照我的偏方坚持实行了一个月，果然啤酒肚就明显地减下去了。后来他请我吃饭，说他还在坚持服用豆奶，而且最近还经常去健身房锻炼身体，现在他的腹部，已经隐隐现出令人羡慕的腹肌了。

由于小黄年纪比较轻，所以对自己的啤酒肚问题较为在意。至于其他年龄比较大的男性，可能因为周围的人多有这种体型，会轻视这个问题。其实，啤酒肚除了影响外表之外，还可能会对身体产生各种严重的危害。有资料显示：冠心病、心肌梗死、脑梗死等15种以上的重大疾病与啤酒肚有密切关系，挺着"啤酒肚"的男性得高血压的概率是正常男性的8倍，得冠心病的概率是常人的5倍，得糖尿病的概率是常人的7倍，脑出血和脑梗死等疾病在"啤酒肚"男性中也很常见。所以，重视并设法消除啤酒肚，不仅有利于形体健美的需要，更重要的是健体强身，延年益寿。

48．高跟鞋害您长鸡眼，不怕，有乌梅醋泥

症状：鸡眼

很老很老的老偏方：

①取去核乌梅4～5克，加少许食醋捣烂，再加少许食盐混合均匀，配制成乌梅肉泥。使用时先用热水浸洗鸡眼部位10分钟，将鸡眼外层的硬皮刮去，将乌梅肉泥贴于其上，以无菌纱布包扎固定。每日换药1次，一般1～2周可愈。

②取乌梅30克，去核、烘干研细末，加香油适量，调成软膏状。使用方法参考偏方1，每日换药1次，一般1～2周左右即可治愈。

③食盐法、葱白法、石灰糯米法。

现在，许多女白领上班都不得不穿高跟鞋，因为职业装大多数都是配高跟鞋，才显得得体大方。穿高跟鞋看上去很美，却会给女性的身体健康带来很多隐患，比如足跟痛、脚趾变形等，不得不称为美丽的代价。

徐小姐在一家外企上班，刚上班的第一天，她穿着休闲装、平底鞋去报到，部门主管看到了，专门给她上了一课，告诉她要注意自己的形象，应该穿正装、高跟鞋，那样才能体现她的女性魅力，工作时也能更好地展示公司的形象。徐小姐看看同事们都这样穿，很不好意思，当天下班后就去商城采购。当时流行一种长长的尖头高跟鞋，徐小姐就买了一双。从那以后，上班时高跟鞋就一直没有离开过她的双脚。

最近一段时间，徐小姐又新买了双高跟鞋，穿上去没过几天就觉得小脚趾有点痛，她以为是鞋磨脚，就没怎么在意，谁知道越穿越痛，仔细一看，才发现小脚趾头外侧皮肤上面竟然长了颗硬硬的东西。

徐小姐赶紧到医院检查，医生告诉她，那是鸡眼，最好做个手术挖掉。徐小姐一听吓了一跳，她从小到大连打针都怕，更何况要用刀子在身上切块肉下来呢？她希望找个比较方便的办法，正好，她的一位朋友跟我很熟，就介绍她来我这里看看。

我告诉徐小姐，这是个小毛病，是长期穿尖头高跟鞋造成的，如果不想手术，可以试一个偏方：敷乌梅肉泥。具体方法很简单，取5克乌梅，剥除内核后加少许食醋捣烂，再加少许食盐混合均匀，即配制成乌梅肉泥。用时先用热水将鸡眼部位浸泡烫洗10分钟，擦干后用锐器轻轻地将鸡眼外层的硬皮刮去，将乌梅肉泥贴于其上，以无菌纱布包扎固定，每日换药1次，一般1～2周即可治愈。

鸡眼其实是一种增生的角质层，成因与局部皮肤的长期摩擦有关，比如长期穿高跟鞋，尤其是那种尖头的高跟鞋，会过度挤压摩擦脚趾的皮肤，最终造成皮肤角质层的增生而长出鸡眼。增生的鸡眼会压迫刺激局部的神经，引起剧烈疼痛，甚至无法站立和行走。由于鸡眼的主要成分是角质，所以治疗的思路就是想办法把角质给溶解、软化。要达到这样的效果，使用酸性物质就可以成功。如常用的鸡眼膏，其成分主要就是水杨酸、苯甲酸等酸性物质。

乌梅酸酸甜甜，作为零食很受欢迎，但一般人可能不知道，它还是一味重要的中药，具有悠久的临床应用历史。早在《神农本草经》就记载了乌梅的功效："下气除热烦满，安心止肢体痛，偏枯不仁，死肌，去青黑痣，蚀恶肉。"用乌梅治鸡眼，主要是取它的"蚀恶肉、去死肌"的作用。现代药理研究发现，乌梅里含有大量天然的有机酸成分，且主要存在于乌梅肉里。食醋亦属于酸性，因此乌梅配食醋就是酸上加酸，两种酸一起外用于鸡眼处，就能起到溶解和软化鸡眼角质，达到治疗效果。且乌梅和醋的酸是天然成分，温和无副作用，使用起来也很简单。

除了这个方子，乌梅还有另一个做法，也可以试试：取乌梅30克，去核、烘干后研成细末，加香油适量，调成软膏状备用。鸡眼处先用热水浸泡烫洗10分钟，擦干后用锐器轻轻刮去鸡眼外层硬皮，然后将调好的乌梅膏涂于鸡眼处，覆盖纱布后用胶布固定并密封，每日换药一次，一般1~2周左右即可治愈。

我嘱咐徐小姐，治疗期间不要再穿鞋头过窄的高跟鞋，治愈后最好也能避免，以防复发，她一一答应，回去跟部门主管说了我的建议，上司也欣然同意。徐小姐按照我的偏方，每天将调好的乌梅肉泥涂在鸡眼处，一周左右，鸡眼就完全消失了。她从此以后上班都穿宽松的平底鞋，至今也没长过鸡眼。后来有一次见到她，徐小姐告诉我，她还把乌梅治鸡眼这个方子抄送给身边其他患有此病的朋友，用了都说有效呢。

除了乌梅，治鸡眼还有其他的方法，这里再讲多几个，读者可根据自身的情况试用：

食盐法：先将患部放入热水中浸泡至鸡眼变软，用小刀将局部硬化皮肤刮去，至有轻微渗血为度，再用食盐放患处反复揉搓，使食盐溶化为度，外以止血贴覆盖。2天治疗1次，最少2次，一般4次可愈。《本草纲目》中记载：食盐有清热解毒、软坚散结之功，这里治鸡眼，取的就是"软坚散结"的功效。

葱白法：葱白属辛温解表药，能发汗解表，还能解毒散结，使用时，先用热水将鸡眼泡软，用剪刀或刀子将老化角质层除去。取新鲜葱白一片，略大于鸡眼，敷于患处，胶布固定。每日更换1次，一般治疗10天可愈。

石灰糯米法：取生石灰30克，加入冷水冲开，滤掉石灰后，将20克糯米放入石灰水中浸泡24小时。在下面的七天里，每天进行如下治疗：先用防水胶布围着鸡眼的边缘贴上一圈，以保护鸡眼周围的皮肤，以免接触到石灰水。再将浸泡过石灰水的糯米2~5粒(具体数量根据鸡眼面积大小灵活决定)敷在鸡眼上，24小时更换1次，一般一周左右即可治愈。这个方子，是利用石灰水的腐蚀性来消除鸡眼的角质层，达到治疗效果的。

49. 明矾泡脚，汗脚不再让人烦

症状：汗脚，脚气

很老很老的老偏方：在洗脚盆中倒入温热水2000毫升，再加入明矾10克，搅动水使明矾融化。泡脚10～15分钟，每晚1次，7天为一疗程，一般使用1～2个疗程即可。

现代企业，对于职员的形象要求越来越高。西装革履可以称得上是标准穿着。这一套"正装"，看上去挺醒目，可一到炎热的季节，可害苦了不少白领。

蒋先生是一名公司文员，平时在一座甲级写字楼上班，西装和皮鞋是标准的日常装备。他从念中学开始就有个毛病，脚汗比较大，特别精神紧张时就更加明显。大学毕业前，蒋先生主要都是穿凉鞋，就是为了透气蒸发脚汗。但上班后，他不得不天天穿着皮鞋，夏天坐有空调的办公室里还好些，但只要出外办公，在炎炎夏日下走上一段时间，不用多久鞋里的袜子就湿了。晚上回到家一脱鞋子，脚上难闻的刺激性气味让他自己都无法忍受。

到后来，他上班时发现有些异样，路过他办公区域的同事都会掩着鼻子匆匆走过，终于有一天，有人问他是不是有什么水果烂在了抽屉里，要不然怎么他的办公桌附近总有些异味。他翻了翻抽屉，并没有发现什么异常，再想一想，才明白过来：自己的一双皮鞋从买来就一直穿到现在，再加自己那双汗脚，即使穿着皮鞋，离得近的同事也会闻到那股气味。想明白这一点，他觉得脸上火辣辣的，下班就去买了双新鞋。

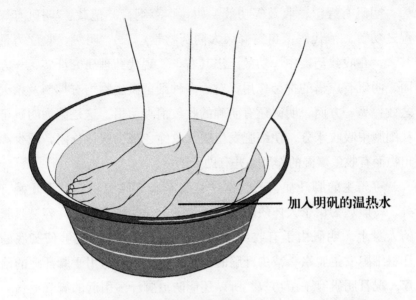

加入明矾的温热水

用明矾水泡脚，汗脚很快搞定。

这事给蒋先生刺激很大，他决定要想办法把自己的脚汗给治好，听朋友介绍，他专门请了假来医院找到了我。听蒋先生讲完自己的苦恼，我问他现在脚上有没有长脚气，蒋先生说没有，因为他知道自己脚汗多，所以每天回家第一件事就是打水洗脚，用肥皂洗得很是干净。我听了点点头，给他开了个方子，让他回去试试。这个方子的组成很简单，就一味药：明矾。每天晚上先在在洗脚盆中倒入温热水2000毫升，再加入明矾10克，搅动水使明矾融化。然后泡脚10～15分钟，每晚一次，7天为一疗程，一般使用1～2个疗程即可。

明矾的化学成分主要是硫酸铝钾，普通人对它的印象可能主要是净水剂，我就记得小时候自来水管道建设不完善时，有时候打开水龙头接的水比较脏，妈妈就会用倒点明矾进去，不一会儿水就会变得清澈透明。但很多人可能不知道，明矾其实还是一味中药，早在《神农本草经》中就有记载。矾的意思是指燔石，也就是焙烧矿

171

石，意思是这味药是将矿石采得后，经煎炼燔制而成。古代医家认为，明矾有燥湿、收敛等功效。如《本草纲目》记载："明矾有燥湿之功"，清代医家冉雪峰《大同药物学》云："明矾，收涩力量甚大，在收敛药类中，功效无出其右。"现代药理研究证实，一方面，明矾有广谱的抑菌作用，对于多种细菌微生物均有抑制及杀灭之效；另一方面，明矾还有明确的收敛消炎功用，这是因为明矾可从细胞中吸收水分，使细胞发生脱水收缩，减少腺体分泌，减少渗出物而有收敛燥湿的作用，并有助于消炎。

蒋先生的脚汗症，现代医学认为与脚部汗腺功能过于旺盛有关，一般认为由个人体质所决定，常见于一些精神敏感、容易紧张的人身上。明矾由于有收敛之效，从药理学上说，能够使脚底的汗腺细胞发生脱水，减少汗腺的分泌，自然就能适用于脚汗症的治疗。况且明矾有杀菌功效，所以还能防治脚汗多引起的脚气毛病，对于蒋先生自然是再适合不过。

蒋先生按我的方子回家治疗了两天，就觉得脚汗减少了许多，他连续用了两周，回来复诊时告诉我，脚汗多的毛病已经消失了。我提醒他以后还要注意心情放松，做事时尽量避免急性子，否则脚汗症还可能会再次复发。

讲完了脚汗，顺便提一下脚臭、脚气的偏方治疗，下面几个方子都挺不错，读者可以自行选用一个来使用。

1.取白酒300毫升、冰糖50克、热水2升搅匀泡脚，每晚一次，连泡2～4周。白酒杀菌杀毒，促进足部血液循环。方子中，冰糖调和药性，可避免白酒对皮肤过度刺激。

2.取花椒一小把，放入洗脚盆后，先加入沸水500毫升，浸泡10分钟后，再加水至足够泡脚的分量，每晚一次，连泡2～4周。

3.取盐100克，配1000毫升热水，溶解后泡脚，每晚一次，连泡2～4周。

4.30克黄连泡入1升水中，浸泡10分钟，上火加热沸煮5分钟，待温热时泡脚半小时。连用2～4周。

脚臭、脚气均与真菌感染有直接的关系，上面这几个方子，均有杀菌、抑菌之效，一般只要使用上三四天，就已经可以看到疗效，之所以要强调尽量使用到4周左右，目的是为了杀菌彻底，斩草除根。很多脚气的患者可能都有这样的体会：用过几天脚气药，症状改善了，于是停用，结果不久脚气又再卷土重来，反复几次后，之前一用就灵的脚气药就不怎么灵了。这就是因为之前斩草没除根，结果残余下来的真菌微生物产生了抗药性，留下后患。另外，这四个方子，对于脚汗过多的话，亦可使用，但效果不如明矾那么好。

第五章

日常内科老偏方，
有健康，才有将来

工作再重要，也没有我们的身体重要。

在我们的体外，有个大生态圈，那是自然界。在我们体内，有个小生态圈，那就是五脏六腑。事实上，身体的小生态圈，比自然的大生态圈更复杂，更容易受到影响。职场紧张的工作和应酬，让上班族的身体长期处于亚健康的状态。无节制的应酬饮酒，不断的加班熬夜，脾胃、肝胆、心肺等器官总是处于高强度的工作状态。长此以往，人们的内环境总处于资源过度开发、环保水平过低的状态，结果可想而知。传统医学的治疗方法中，有相当大一部分都是关于内科方面的，利用自然的馈赠，花小钱办大事，让我们身体内的小环境重新枝繁叶茂，一派生机。

50. 应酬多得了脂肪肝，记得大蒜和山楂

症状：暴饮暴食、喝酒引发的脂肪肝
很老很老的老偏方：
①每天1个大蒜（约10瓣），出外应酬前或应酬时吃。
②山楂20克，泡水饮用，每日2～3次。

　　有位中学老同学调到卷烟厂任业务经理，工作之一就是陪客户大餐小宴。吃的是山珍海味，喝的是茅台洋酒，营养丰盛，不到半年人就发福了一圈。刚开始的时候，他觉得很高兴，觉得可以出入高级酒店，尽情享用各种高级佳肴美酒，这人生也算是混得像模像样了。但年底单位组织的体检却让他笑不出来，因为B超显示他得了脂肪肝。医生告诉他，这是长期喝酒、进食过多肥腻食品导致的，叮嘱他要注意饮食控制，还开了降脂药给他吃。

　　服用了一段时间的降脂药，复查B超脂肪肝总算好转了，医生建议他再吃一段时间的药，我同学这回可不大乐意了。他看过降脂药的说明书，上面讲这个药有多种副作用，而且对肝功能也可能产生损伤，他担心吃久了反受其害。但不吃降脂药吧，自己的职位决定了必须还得经常出去陪客户吃喝，虽然他已经很注意席上只吃清淡之品，肥腻的基本不碰，但是喝酒却完全控制不住。没办法，不喝酒，谁跟你谈业务啊！他很是发愁，觉得吃也不是，不吃也不是，于是专门过来找我，想求个妥善的处理办法。

　　我安慰他不必担心，其实降脂的措施有很多，并不是只靠降脂药才能解决的。比如吃大蒜就是个安全又有效的办法。实施起来也

很简单，出去吃喝时，自己带一头大蒜（10瓣左右），席上边吃喝边把这头大蒜给吃掉就行了。看他露出疑惑的神色，我说可别小看大蒜，虽然值不了几个钱，但对脂肪肝来说，还真是妙药呢。

大蒜相传是汉朝张骞出使西域时带回来的，早已是烹饪中不可缺少的调味品，药物价值更是不可低估。现代药理学研究发现，大蒜含有能够降脂、控脂的大蒜素和大蒜油成分。大蒜对脂肪肝的功效也已得到许多实验证实。比如有研究对一批爱吃高脂肪饮食的受试者进行观察，让其中一部分受试者同时吃大蒜，另一部分不吃。三个月后检查他们的肝脏，吃和不吃的区别非常明显。常吃大蒜的那组受试者，肝脏基本处于正常的形态，但没有吃大蒜的那组人，却有一部分得了脂肪肝。

除了能够减少脂肪对肝脏的损害，防治高脂饮食引起的脂肪肝，对于喝酒导致的脂肪肝，大蒜也有作用。研究发现，只要在喝酒前或喝酒时吃几瓣大蒜，酒精对肝脏的损伤就能降至最低，但如果喝完酒后一两个小时再亡羊补牢，那就没有什么效果了。

老同学听完很感兴趣，又问我：饭桌上的很多菜肴里都有蒜作为调味料，吃菜不就行了，何必要自备生大蒜呢？我告诉他，大蒜就是生的好，因为像大蒜素这些有效成分并不稳定，高温一煎炒，很快就会被破坏掉，降脂护肝的作用自然就大打折扣。南方人吃蒜，一般都是放到菜里作调味料炒熟了吃，在北方，人们则把生大蒜用蒜臼捣成蒜蓉，拿来做拌黄瓜等凉菜，或者直接拿着生蒜头佐餐。从医学的角度看，北方人吃蒜的方法才是正确的。

老同学听得连连点头，想了一下他又有了新的问题：生大蒜吃完有口气，而且口感比较辣，他怕长期吃受不了。再说他去的都是高级酒店，见的往往是大客户，要是自己带头大蒜过去，有时候怕被人笑话，面子上过不去，问我还有没有更好的办法。我想了一下告诉他，可以吃腌制过的大蒜，比如常见的有糖醋大蒜头，而且在很多酒店都有准备，往往作为餐前小菜供应，吃饭前要上一盘，喝酒前或喝酒时食用，就完全不必担心尴尬问题了。

糖醋大蒜头，有些地方俗称糖蒜，就是拿生大蒜浸泡在米醋里，加上红糖，密封上十天左右腌制出来，腌后的大蒜原先的辣味减少很多，且变得酸酸甜甜，味道相当不错。而且大蒜里的有效成分经过醋的酸性环境浸泡后，会变得更加稳定，因此在防治脂肪肝的功效上与生大蒜基本一致。

我还告诉老同学，如果吃腻了大蒜，还可以换用另一个方子：山楂20克，泡水饮用，每日2～3次。山楂里的黄酮成分具有显著的降脂作用，而且山楂本身还有消食化积、健脾开胃之效，对于像他这样经常吃喝，容易出现胃肠食滞的人最是适合不过了。

老同学得了两个方子，高高兴兴地回去了。他按我说的做，大蒜、山楂换着用，尽管应酬未减，半年后复查，肝脏B超也完全正常。他高兴地请我吃饭，席上他主动要了碟糖醋大蒜头来吃，还跟我说自己在单位、家里经常用山楂泡水当茶饮用。我告诉他最好能坚持下去，因为大蒜和山楂被发现还对于心脏大有裨益。如早在《本草纲目》就记载，大蒜可以治"血逆、心痛"，现代研究证实它对于心绞痛、心律失常、心肌炎、保护心肌细胞、降血压均有作用。至于山楂，它能够强心、抗心律不齐，甚至还有降血压功效，因此这两样食物，常服实在是大有裨益的。

51. 款冬、紫菀加冰糖，巧治感冒和咳嗽

症状：感冒后咳嗽

很老很老的老偏方：

①取10克款冬花，配上10克左右的冰糖，用沸水冲泡后，盖上盖子，焖上10分钟左右，每天喝上2～3次，1周为一个疗程。

②款冬花10克，紫菀10克，冰糖20克，将款冬花与紫菀用纱布包裹扎紧后，加入冰糖共同加水煎服，2大碗水小火煎至1碗即可，每日1剂，1周为一个疗程。

感冒往往会引起咳嗽，原理是病毒或细菌入侵呼吸道后，导致咳嗽反射出现。咳嗽的过程会把痰液、病原体排出体外，从而有利于疾病的恢复。一般来说，引起感冒的病毒、细菌等病原体一旦清除，咳嗽自然就会消失。但临床上常常见到这样的情况：感冒的其他症状如头痛、发热、流涕等已经完全消失，但咳嗽仍然存在，患者往往表现为干咳无痰，或者仅仅为少量的白痰。而且患者的咳嗽还有个特点，在闻到刺激气味、吸入冷空气、烟雾等情况下，才会诱发剧烈咳嗽，离开这些刺激后，咳嗽又会消失。这种疾病，在医学上就叫做感冒后咳嗽，或者感染后咳嗽。在广东的民间，又称之为"肺热未清"。

李小姐就是这样一位患者，她因为要赶一个项目，连夜加班。同一个工作组中，刚好有人得了感冒，于是她也被传染上了，头痛、低烧、身重疲乏、咳嗽、咯痰等感冒的症状全都有，不过吃了

感冒药后，两三天基本上就痊愈了。让她奇怪的是，咳嗽却断不了根，走在路上一阵风吹来，都会引起她剧烈的咳嗽，不得不停下脚步，等咳完了才走。回到办公室，空调的风一吹过来，她也会咳嗽个不停。

同事们看她这个样子，笑说李小姐像林黛玉一样，弱不禁风。李小姐听了只好笑笑，以为只是感冒还没好透。但一个多星期过去了，她的症状依然没有改善。这回李小姐不淡定了，从报纸杂志上，她知道感冒一般的病程就在一周以内，现在自己却已经有十多天了，照理感冒怎么都应该好了啊？同事们提醒她别不是像林黛玉那样得了结核病，李小姐听了很是害怕，马上去医院拍了胸片，却发现肺部根本没有问题。她听说中医治这类病很有办法，于是就来中医院挂号找到了我。

我看了李小姐带来的胸片，又问了她的具体病症，告诉她得的就是感冒后咳嗽，这种病实际上是外邪入侵呼吸道的后遗症。其原理是呼吸道存在着过敏状态，医学上的专业名词称之为"气道高反应性"。如何理解这种现象呢？有一句成语叫做"一朝被蛇咬，十年怕井绳"，这实际上就是一种"过敏"、"高反应性"。举个例子，美国在9·11事件后，很长一段时间里，不管是警察还是公众，总是处在高度紧张的状态，尤其在机场这种敏感地区，稍有异常，都会引起高度戒备，也时常发生反应过激的事情。这也是一种"过敏"、"高反应性"。

9·11后美国的过度敏感我们很好理解，与此同理，我们就不难明白感冒后为什么也会存在着"过敏"。细菌、病毒（相当于恐怖分子）侵入了咽、喉、气管等等部位，在这些地方，人体的免疫细胞跟这些外敌进行了殊死的搏斗，终于把他们给完全歼灭，也就是说，感冒已经治好。虽然外敌已经清除，呼吸道处的免疫细胞、咽喉处的神经感受器细胞们却还是如临大敌，处于高度警惕状态，会对本来正常的事物也作出过度的反应，比如吸一口凉风进来，本来正常情况下不算个事，但在"过敏"的状态下，这口凉风也会视作恐怖行动，引发剧烈的咳嗽，以希望通过剧烈的咳嗽，把这口凉气给快点咳出去。

李小姐听我解释完，笑着问我应该怎样处理这个气道高反应性。我给她写了个方子，取10克款冬花，配上10克左右的冰糖，用沸水冲泡后，盖上盖子，焖上10分钟左右，每天喝上2～3次，一周左右就能好转。如果不嫌麻烦的话，则可以用下面这个方子：款冬花10克，紫菀10克，冰糖20克，将款冬花与紫菀用纱布包裹扎紧后，加入冰糖共同加水煎服，2大碗水小火煎至1碗即可，每日1剂，1周为一个疗程。

款冬花，又名冬花，是菊科多年生草本植物款冬的花蕾。款冬花早被古人发现有止咳的功效，唐代有位著名诗人张籍，一次外感后出现了咳嗽，久久不能治愈，一位僧人介绍他用款冬花这个方子，他让家人采来款冬花，煎服几次后，咳嗽立刻就消失了。于是他高兴地写下了一首诗："僧房逢着款冬花，出寺吟行日已斜，十二街人春雪遍，马蹄今去入谁家。"以作为自己用款冬花治愈咳嗽的纪念。

现代药理研究证实，款冬花有确定的止咳、抗过敏、消炎、祛痰的功效，所以单用款冬花泡茶饮用，已经能够对感冒后咳嗽有效。而如果将款冬花与紫菀相配合的话，效果将为更佳。《本草纲目》款冬花项下记载："得紫菀良"，紫菀项下指出"款冬为之使"，《备急千金要方》、《太平圣惠方》等大量古代医籍中，也均有款冬花与紫菀配伍使用的记载。所以我建议李小姐如果有时间的话，采用第二个方子会更好。

我还专门提醒李小姐，款冬花在泡茶饮用时，最好是采用那种有金属滤网的茶杯或茶壶来泡，否则泡出来的茶可能会漂浮着许多款冬花的碎屑，影响饮用。用款冬花、紫菀煎煮时，之所以要求用纱布先包裹起来，也是这个道理。

李小姐回家后，就按照我介绍的方子如法炮制。三天后她回来复诊，说咳嗽已经明显减轻，吹冷风时症状也不像先前厉害了。我让她再使用几天，巩固疗效。后来李小姐没再来复诊，想来已经痊愈了。

52. 职位升了，血糖高了？赶紧用这三个好偏方

症状：糖尿病

很老很老的老偏方：

①取干玉米须10克、干桑叶10克、茶叶5克，将玉米须洗净，同桑叶、茶叶一同放入杯中，冲入沸水250毫升，加盖浸泡5分钟，制成"玉米须桑叶茶"，反复浸泡，于三餐前后饮用。

②取新鲜香菇50克、黑木耳30克、生姜10克，将所有材料倒入锅中，加水400毫升，煎煮至250毫升，加入调味料，即可当汤饮用。

③取薏米75克、白果(去壳)8枚，锅中加入适量水，放入洗净的薏米及白果仁，小火煮至薏米变软，即可食用。注意，白果每日食用建议不要超过10颗。

老唐今年刚过五十，是一家公司的老板。在下属眼里，老唐似乎一整天都在外应酬，吃香喝辣，生活滋润得不得了。而老唐自己却明白，老板的工作和生活，不但精神压力巨大，而且生活极不规律，简直是精神和肉体的双重折磨，苦不堪言。不久之前，老唐在体检中发现餐后2小时的血糖增高，医生告诉他还好发现得早，只是早期糖尿病，但最好是开始吃西药控制。老唐问这药得吃多久能好，医生告诉他这就难说了，搞不好下半辈子得一直坚持服用。老唐想想下半辈子得一直吃西药，有些害怕，想找中医看看，能否采用些绿色自然的方法调理调理。

我看完他的体检报告，确实只是餐后2小时的血糖超过了标准，空腹血糖是正常的。这种情况在医学上叫做"糖耐量异常"，可以理解为早期轻度的糖尿病，但也不必太紧张，采用一些小偏方，还是能够有效控制的，我给老唐提供几个方子，供他选择。

1.取干玉米须10克、干桑叶10克、茶叶5克，将玉米须洗净，同桑叶、茶叶一同放入杯中，冲入沸水250毫升，加盖浸泡5分钟，制成"玉米须桑叶茶"，反复浸泡，于三餐前后均衡饮用。

2.取新鲜香菇50克（如为干品，可用20克左右）、黑木耳30克（已泡发好的）、生姜10克，将所有材料倒入锅中，加水400毫升，煎煮至250毫升，加入调味料，即可当汤饮用。

3.取薏米75克、白果(去壳)8枚，锅中加入适量水，放入洗净的薏米及白果仁，小火煮至薏米变软，即可食用。注意，白果每日食用建议不要超过10颗。

这几条偏方控制血糖的原理各有不同。第一个方子玉米须桑叶茶：方中的玉米须又称为"龙须"，是一味古老的中药。玉米须入药记载首见于《滇南本草》，能治妇人乳结红肿、乳汁不通、怕冷发热、头痛体困等病症，后世的医家又渐渐发现它还有其他的功用。上世纪90年代，日本学者发现玉米须水提取物有降血糖之功效。国内学者的进一步研究发现，玉米须能够降血糖，原因在于其内含的多糖、皂苷成分。此外，玉米须还有降压、降血脂之功，适宜"三高"人士常服。

至于桑叶，自古以来就是治疗消渴症的常用药。《本草纲目》中载"桑叶乃手足阳明经之药，汁煎代茗能止消渴"。《中药大辞典》则记载"桑叶有抗糖尿病作用"。药理研究显示，桑叶中含有的总多糖成分能明显拮抗高血糖，其疗效甚至与西药二甲双胍作用相当，对糖尿病高血糖症状有明显的抑制作用。此外，桑叶总生物碱及精制黄酮同样也是降血糖的有效成分之一。

第二个方子中用到香菇，在《很老很老的老偏方，小病一扫

184

光》中曾介绍了它提高免疫的功效，其实它内含的香菇多糖成分，还有降血糖、改善糖耐量、增加体内肝糖原的功效，其作用是通过调节糖代谢、促进肝糖原合成、减少肝糖原分解引起的，而非通过胰岛素的作用。其中还用到黑木耳、生姜，也都有各自的功效。糖尿病真正的危害是对血管壁造成损害，从而导致动脉硬化，引发血管栓塞等心脑血管疾病，而黑木耳有延缓、对抗动脉硬化的效果，生姜有减少血栓形成之效。他们的功效《很老很老的老偏方，小病一扫光》、《很老很老的老偏方，女人烦恼一扫光》中都已介绍过，在这个方子里和香菇搭配起来一起用，就能既控制血糖，又避免血糖引起动脉硬化、血栓形成了。

第三个方子里的薏苡仁具有"益气、主消渴"作用，同样是中医临床治疗"消渴"的常用药物之一。其有效成分为薏苡仁多糖，主要是通过影响胰岛素受体后糖代谢的某些环节，抑制肝糖原分解、肌糖原酵解，从而影响非糖物质的转化，以及提高机体SOD活性，抑制氧自由基对胰岛细胞膜的损伤，起到保护胰岛细胞的作用。

这三个方子原理各有不同，我建议老唐回去后可以交替使用，如果最后发现哪一个最适合自己，也可以长期服用。老唐听完，觉得这几个方法使用的基本都是食材，使用起来也很简单，非常满意地回去了。一个月后他回来找我开验单复查餐后2小时血糖的指标，结果显示是正常水平。老唐非常开心，我告诉他不要麻痹大意，以后还要继续坚持服用，并且坚持三个月或半年定期复查血糖。此外，他得这个早期糖尿病与其工作紧张、精神压力大、应酬多都有关系，以后还是要尽量放松心情，能不管的事，就交给下属去办，能推的饭局，尽量推掉，这样才会让糖尿病长治久安，不引起严重后果。

最后要向读者格外强调的是，对于早期、轻度的糖尿病，不少患者应用以上的方子是可以达到较理想控制效果的，但是对于中重度的糖尿病，它们一般只能起到辅助作用，是不能完全替代降糖药物的。

53. 得了十二指肠溃疡，乌贝散是奇药

症状：胃溃疡、十二指肠溃疡

很老很老的老偏方：乌贼骨、浙贝母按3：1比例，两药均烘干后研磨成细末，装入密封的瓶子内搅匀，每次取5克细末，用温开水送服，三餐前各服1次，4周为一个疗程。

有一天，我接诊了一位马先生，说自己有十二指肠溃疡，请我帮他开个方子治疗。我翻看他的病历，发现马先生上星期刚做完胃镜，确诊为十二指肠溃疡。他还挂号找过两位医生，他们都已经给他开了处方了，为什么还要来找我呢？

我向马先生提出这个疑问，马先生不好意思地说他来自湖南，在广州打工，工作很辛苦，为了省钱，他一日三餐都吃得很节省。去年开始他经常有胃痛，但因为经济不宽裕，他一直忍着，没敢去医院看，上个星期胃痛得实在难受，才下狠心来医院看病，并做了胃镜检查。医生也给他开了中药和西药，但价格不菲，而且要连吃一个月左右，他算了一下总费用，觉得对他来说难以承受。后来，他想再试试，就又找了个医生开方子，但开出的方子同样不便宜，所以他都没有去拿药。后来一位老乡叫他来找我看看，说我能提供些便宜的小偏方，既治病又能省钱，所以他就来找我了。

听马先生这样说完，我明白了他的处境了，想了一下，我给他开了个方子，只有两味药：乌贼骨、浙贝母按3：1比例，两药均烘干后研磨成细末，搅匀后装入密封的瓶子内备用，每次取5克，用温开水送服，三餐前各服一次，4周为一个疗程，一般服用三四天后即可

见效。

这个方子称为乌贝散，虽然组方简单，价格便宜，但有清热解毒、制酸止痛、祛腐生肌的功效，治疗胃溃疡、十二指肠溃疡的效果很不错。

乌贼骨还有另外一个名字叫"海螵蛸"，在一般中药材铺都可以买到。《本草纲目》里面记载了海螵蛸具有强大的收敛作用，可治多种内外溃疡出血。现代研究显示，海螵蛸内含有大量的碳酸钙成分，能够中和胃酸。有研究者还将海螵蛸与碳酸钙片进行临床对比，发现海螵蛸甚至要明显优于碳酸钙药片。这是因为海螵蛸内还含有如"海螵蛸多糖"等其他营养成分，能够增加受损黏膜处的局部血流循环，减少黏膜细胞损伤，促进细胞修复，因此比单一的碳酸钙片有更佳的效果。

浙贝母性寒、味苦，具有清热散结的功效，常用于咳嗽、肺炎等呼吸道疾病的治疗，这一点很多人都知道，但用它来治疗胃病，却不为常人所知。其实，早在《本草逢原》一书里就清楚地记载，浙贝可以治一切痈疡。而现代药理研究也证实，浙贝母含有"浙贝甲素"和"浙贝乙素"两种成分，具有止痛、消炎的作用，可以缓解胃病的疼痛。另一方面，浙贝母还能够直接作用于溃疡面，起到抑制溃疡形成、促进组织修复之效。

马先生听了我的解释，连连道谢回去。半个月后他回来复诊，说才服了两天的药，胃痛的发作就明显减少了。我让他再继续服用，连服了一个月，马先生的胃病果然就再没有发作过了。

54. 加班引发心脏不适，莲子茶清心舒心

症状：压力过大、过度劳累引起的心慌心悸、胸闷不适

很老很老的老偏方：

①取莲子20克、冰糖或砂糖10克、茶叶适量。莲子用温水浸泡2小时，加冰糖炖烂，倒入茶叶，即可食用。可平时常服，可连服。

②取莲子心、茶叶各10克，放入茶杯中，冲入适量沸水，浸泡5～10分钟后饮用，可加入蜂蜜或砂糖调味。

在以前人们的观念里，心脏病是老年人的事，跟中青年人很难拉上关系，但近些年通过媒体报道，许多人意识到其实并非如此。比如28岁的浙江卫视当家新闻主播梁薇在工作期间心脏病突发去世，域名注册系统顶尖专家、中国频道的CTO黄柏林在37岁初为人父时病逝，年仅36岁的浙江大学数学系教授、博导何勇，因过度劳累英年早逝，摩托罗拉副总裁兼首席营销官格利高里·弗洛斯特突然死亡，年仅38岁的网易代理首席执行官孙德棣猝死，25岁的华为员工胡新宇过劳猝死……还有不少如警察、IT员工、会计师事务所员工英年早逝的例子，都屡屡在电视、报纸上见到。

这些人的死因，绝大部分都是因精神压力大、长期过度劳累而引发的心源性猝死。英国曾针对1万多名公务员进行过一项长达12年的跟踪调查研究，发现工作压力、过度劳累确实会对心脏造成不良影响，能令患心脏病的风险增加68%。

朱小姐今年26岁，是一名服装设计师，熬夜加班是家常便饭，

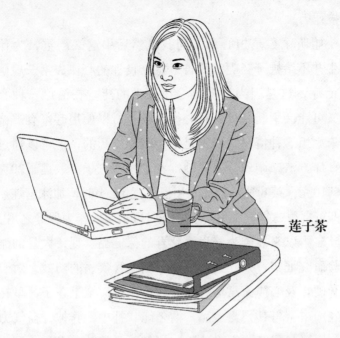

莲子茶

加班引起心慌心悸、胸闷不适，喝杯莲子茶调理效果好。

有时候客户催得紧，她甚至会每天只睡一两个小时，通宵达旦地工作。最近一段时间，她经常会觉得心慌心悸，或者胸前区突如其来感到一阵闷痛。起初她没有注意，后来在报纸上看了几起过劳死的新闻之后，她才重视起来。

去医院做了24小时的动态心电图检查、心脏彩超等检查，结果还好，没有发现有心脏缺血的表现，但却有阵发性心律失常，也就是偶尔出现心脏跳动得不规整。医生说她是太累引起的，让她多注意休息，也没有开药。朱小姐觉得不放心，就来看中医，想通过中医调理调理自己的心脏。

了解过她的病情，我告诉朱小姐确实要引起重视，她现在只是偶尔心脏跳动得不规律，而且是良性心律失常，心脏还没有器质性病变，但长期这样下去，一则心脏可能会有缺血等实质性病变，二则良性心律失常也可能变成恶性心律失常，而这恰恰是很多猝死患

189

者的直接死因。

朱小姐听了很是担心，又问我既然后果这么严重，为什么之前的医生并不给她开药呢？我告诉她，良性的心律失常一般确实不用药物治疗，这是因为许多抗心律失常的药，在治疗一种心律失常时，又可能会引起另外一种心律失常，所以使用起来有严格的指征。像朱小姐这种情况，确实是不能轻易用药的，但可以通过中医的一些食疗方法来调理。我向她推荐了一个方子：取莲子20克、冰糖或砂糖10克、茶叶适量，莲子用温水浸泡2小时，加冰糖炖烂，倒入茶叶即可食用，每天服用一次，平时可常服以作为保健之用。

茶叶自古以来被誉为养生、延寿的保健品。现代大量的流行病学和实验研究证实，茶叶具有预防心脑血管疾病的功效，对于高血压、动脉硬化及心律失常均有明显防治作用。至于莲子，早在《神农本草经》中就将其列为上品，谓之能"补中，养神，益气力，除百疾，久服轻身耐老，不饥延年"，是著名的补益之品。《本草纲目》中也记载说，莲子可"交心肾、厚肠胃、固精气、强筋骨、补虚损、利耳目"。我们看古装剧，里面的小姐如果身体不适，就会有仆人端来莲子羹、莲子汤之类，就是这个道理。

莲子肉味甜，莲子心却苦，很多人吃莲子时都喜欢把心去掉，我专门提醒朱小姐，用这个方子的时候可不能这样做。因为对于心脏来说，莲子心可是关键，中医认为莲子心入心经，具有清心除烦，养心安神功效。据史料记载，乾隆皇帝每次到避暑山庄，总要用荷叶露珠炮制莲子心茶饮用。现代药理研究则发现：莲子心的有效药理成分为"莲心碱"，具有降压、抗心律失常，以及强心、增加心肌收缩力的作用，对于心脏的调理保健极有裨益。

如果觉得这个偏方制作比较复杂，也可以换一种比较简便的方法：不要莲子肉，只将莲子心、茶叶各10克，放入茶杯中，冲入适量沸水，浸泡5分钟即可，如果嫌太苦的话，可以加入蜂蜜或砂糖来调味。这个方子做起来更方便，比较适合忙碌的上班族。

　　朱小姐按照我的方子和建议实施了一个月后，心慌、胸闷的症状就基本消失了。复诊时，我又格外奉劝朱小姐，除了服用莲子进行调理外，注重休息同样不能忽视。此外，适量的运动也很重要，即便只是每天散步20分钟左右，都是很有好处的。

55. 胃痛好难受，有了这招不用愁

症状：胃痛、胃部不适

偏方：先在背部脊柱的第十二胸椎棘突的附近区域处按压，寻找明显的压痛点，再右手握拳，置于背后，将食指的拳指关节顶在压痛点处，左手伸掌，与右手相贴。然后站于一面墙前，背部向墙面撞击，连撞10下。每日进行2～3次，1周为一个疗程。

在《很老很老的老偏方，小病一扫光》和《很老很老的老偏方，女人烦恼一扫光》两书中，我们多次讲过，幽门螺旋杆菌感染是引起慢性胃炎、胃溃疡等胃病的主要原因，一般情况下，进行杀菌处理后，胃病就能好。但临床上也有不少病例，长期吃药，这胃病还是无法治愈，成了"老胃病"患者。

欧先生就属于这种情况，他今年才30多岁，是一家外贸公司的职员，日常他经常是坐在电脑前与国外客户联系、沟通，办理相关贸易手续。由于工作紧张，经常加班，饮食不规律，两年前出现了胃痛症状。去医院看过，检查他有幽门螺旋杆菌感染，医生给他开了一个月的药，吃完胃痛症状果然消失了，但半年后胃又开始不舒服，不时又闷又胀，间或还有隐痛。这回他去检查，却查不出有幽门螺旋杆菌，医生给他开了些保护胃黏膜、抗胃酸以及促进胃动力的药物，这回吃下去效果却不理想了，吃了一个月，症状基本没有变化。

欧先生多方寻医，还经常看广告，买各种牌子的胃药来试用，

一年多下来，花在买药上的钱总有几千元了，却如石沉大海，胃病毫无起色，仍然是经常又闷又胀又隐痛，如果外出应酬喝酒或吃了冷食，晚上胃难受得让他睡不着觉。如今他吃药吃怕了，听朋友说我治病有不少神奇的招数，于是抱着试一试的心态来找我。

听他讲完，我翻了下他带来的既往病历资料，问欧先生现在有没有胃部不适，欧先生说有，中午可能吃的东西有些寒凉，现在胃正闷胀着呢。我想了想，叫病人俯卧在诊疗床上，我揭开他的衣服，露出后背，用手指在他背部脊柱第十二胸椎棘突的左右、上下附近区域按压。很快，我发现有一个穴点按压下去时，患者诉此处有明显的压痛感，于是我在此处用力揉搓了两下，然后问欧先生现在他的胃部症状有没有什么变化。欧先生惊讶地说这方法真灵，胃闷胀的感觉立刻就减轻了不少。我告诉他这里就是他老胃病的病根所在，然后在这个区域进行了针灸治疗。二十分钟后拔针，欧先生下床后穿好衣服，满脸喜色地告诉我，胃部的症状已经完全消失了。

患者觉得很神奇，为什么胃部的问题，在背部治疗有效呢？我向他解释，十二胸椎旁开1.5寸就是胃俞穴所在，往上则有脾俞、胆俞、肝俞穴，这些都是与胃肠功能密切相关的穴位，这些穴位处如果有明显的压痛，就表示对应的脏腑功能有异常，就可能影响胃肠正常功能，导致潘先生的胃部症状出现。在中医针灸学理论看来，俞穴是脏腑之气灌注的地方，因此在俞穴上进行针灸、按摩治疗，就能调整脏腑经气，达到治疗目的。

而从现代医学角度看，像潘先生这样的上班族，上班时经常会久坐、久站，胸背部的肌肉长期紧绷着，很容易造成胸椎中下段以及腰椎上段旁边的肌肉、筋膜等软组织发生慢性损伤，最终导致局部软组织粘连、紧张，这样就会挤压刺激局部的神经，进而产生异常神经信号进入胸椎、腰椎相应的脊髓处。脊柱旁软组织损伤产生的神经信号，我们可称之为"外部信号"，是传输到胸椎、腰椎等脊髓处，再往上传递到达大脑的；而另一方面，如果胃部有病，

193

也会发出异常神经信号，我们可称之为"内部信号"，这个内部信号同样是先到达胸椎、腰椎的脊髓处，再往上传递至大脑。也就是说，外部信号和内部信号有着共同的传输途径，这样在某些情况下，大脑会出现误会，明明是脊柱旁软组织损伤发出的外部信号，大脑却以为是胃部发来的"内部信号"，结果就会一直有胃胀、胃痛等不舒服的感觉了。

潘先生听到这里说明白了，他老是觉得胃不舒服、胃有病，敢情是大脑的一种错觉，真正有病的位置其实就在背部，算是"假胃病，真脊柱病"。我告诉他可以这样理解，但还有另一种可能，就是外部信号还可能会对脊髓的神经功能产生干扰，导致脊髓神经对胃部的正常神经支配与管理出现紊乱，这样也会出现胃部症状。在背部进行压痛点的针灸、按摩治疗，实际上是舒缓粘连、紧张的局部软组织，令其不再挤压刺激局部神经，不产生"外部信号"进入脊髓处，这样就能迅速起效了。

潘先生表示完全明白了，又向我请教回去后应该注意点什么，我告诉他还需要自己按摩一段时间。具体方法可采取"顶背法"。我教他右手握拳，放在背后，将食指的拳指关节顶在压痛点处，然后我拉他到一面墙前，告诉他用背部撞击墙面，连撞10下。这实际是一种利用撞击力来进行自我按摩的方法，简便易行，随时可以进行操作，每天进行这个动作2～3次，坚持治疗一周左右就差不多了。

潘先生回家后果然按我的方法每天实施，一段时间后他带同事来找我看病，说用我的方法自行治疗一周后，果然胃病全好了，到现在也没有复发。他有两个朋友也有类似的老胃病，按我讲的顶背法自行实施后，果然也痊愈了。

读者们如果有老胃病长期无法治愈，也可以借鉴潘先生的病例，从脊柱角度去进行治疗。而且临床实践发现，即便是胃确实有病，如存在幽门螺旋杆菌感染，在脊柱旁的胃俞、脾俞等穴位处治疗，也有利于加快胃病的康复。不过普通人可能会疑惑，如何找

194

"十二胸椎"呢？其实不难，首先我们把双手叉在腰部两侧，在腰部两侧可以各摸到一块凸起的骨头，平常我们系裤腰带，就得靠这两块凸起的骨头支撑着，腰带才不会滑脱下去。这两块骨头的连线与腰部脊柱的相关点，就是第四腰椎。然后伸直手掌，把中指指尖置于第四腰椎处，手掌面向上贴紧于脊柱，注意中指应当与脊柱平行，这样掌根的位置，就是大概第十二胸椎附近了。

最后还要提醒的是，顶背法是要在第十二胸椎附近找明显压痛点，因为这里往往就是慢性软组织损伤的区域，也就是胃病的病根所在。这个最明显的压痛点，常常会出现在第十二胸椎旁开约3厘米的范围内，但如果在这里找不到的话，则应该把范围扩大至胸椎的中上段和上段区域。如果有同伴帮忙的话，最好是先让患者先平躺于床上，露出脊柱，由另一个人用大拇指在十二胸椎开始，分别向上、向下按压脊柱的左侧，向上按压至胸椎的中段，向下按压至第四腰椎以上。注意按压时要用同样的力度。然后再在脊柱的右侧，进行同样的检查，这样一般就不容易出现"漏网之鱼"了。而且要注意，明显的压痛点，可能并非只有一个，而是有多个，那样就得每个压痛点都需要进行治疗，方可取得最佳疗效。

56. 食无定时胃反酸，饭前常服蛋壳芝麻粉

症状：胃酸过多引起的烧心、反酸等

偏方：取鸡蛋壳洗净碾碎，放入铁锅中用文火炒黄，研细末后，与黑芝麻粉拌匀，密封保存。每次取6克，饭前半小时服用，每天3次，两周为一个疗程。

小吕是一名年轻的报社记者，平时为了抢新闻、赶稿子，三餐饮食常常毫无规律，饿一顿饱一顿。饿的时候随便往嘴里塞点零食充饥，吃的时候又往往大吃大喝。时间长了，他渐渐感觉到胃有点不舒服，常常会有胃里发热，烧心的感觉，吃完饭有时还有酸水从胃里返到口里，挺不好受。不过他一直没有把这个当回事，没有去看医生，也没有吃药治疗过。有一次他来采访我，正事办完后，看看还有时间，他就把自己的症状说了，问我有没有什么偏方能够帮助他。

听他这么说，我提醒小吕他的病症还真不能忽视，泛酸水、烧心、胃里发热，这肯定是胃酸过多的表现。胃酸在胃里刺激胃壁黏膜神经感受器，就可能引起胃里发热的不适；如果沿着食道向上反流，刺激了食道黏膜的神经感受器，就可能产生烧心感；返流到咽喉处，就自然有返酸水的不适。

小吕现在的这种情况，应该还不算太严重，但如果做个胃镜检查的话，可能已经会发现他的胃壁、食道壁有些炎症损伤了，再往下发展下去，甚至可能出现胃溃疡等更严重的胃病。如果要用偏方来调理的话，有一个鸡蛋壳芝麻粉的方子挺适合。具体是取鸡蛋壳洗净碾

碎，放入铁锅中用文火炒黄，研细末后，与黑芝麻粉拌匀，密封保存。每次取6克，饭前半小时服用，每天3次，两周为一个疗程。

鸡蛋壳的主要成分是碳酸钙，含量高达96%。而碳酸钙恰恰是一种很常用的含钙抗酸剂，可中和、缓冲胃酸，其药理学作用机制是通过中和胃酸和减少胃蛋白酶活性，从而达到治疗效果，而且作用缓和而持久。另外，把鸡蛋壳磨成粉后，服用时这些粉末还会附着在食道壁、胃壁发炎损伤的部位，对这些伤口起到保护作用。

不过，单吃鸡蛋壳有个副作用，就是碳酸钙容易产生大便干燥、便秘，临床资料显示，这种几率在10%以上，可以说是比较常见的。而加入黑芝麻粉就能够对抗这个副作用。黑芝麻在中医看来有补肝肾，益精血，润肠燥的作用，对于肠燥便秘有良好的效果。现代研究发现黑芝麻种子含有丰富的脂肪油，含量可达55%，因此能够起到润肠滑肠通便之效。比如老年人的便秘，往往属于肠燥便秘，临床上往往就会建议患者多服黑芝麻，效果往往非常不错。另外，单吃鸡蛋壳粉会比较难以下咽，而配上香喷喷的黑芝麻粉，口感就好了很多。

小吕听了我的话，回去后按方服用。两个星期后他来复诊，说泛酸水的症状已经基本消失了。我嘱咐他今后一定要尽量注意，养成规律的饮食习惯，爱护好自己的胃，否则病情还可能会复发。

57. 多做仰卧运动，治好胃下垂

症状：胃下垂

偏方：

①仰卧运动，推按腹部。

②取黄芪20克泡水饮，每天3次。亦可配合服用补中益气丸、煲煮枳术黄芪汤。

"骨感美"是不少白领女性的梦想，殊不知，过于消瘦其实会导致很多病症的产生。比如胃下垂就是一种。这个病凭症状是很难判断的，因为患者一般仅表现为不同程度的上腹部饱胀感，很容易被误以为只是消化不良、脾胃功能虚弱而已。但通过X线钡餐检查就能够准确诊断这个病。检查时也很简单，只要吃下一种能够在X线下显影的钡剂，钡剂到了胃里，在X线照射下就能把胃的轮廓给显影出来，如果发现胃的形状明显拉长，底部下垂到了腰带以下的位置，就可以确定是胃下垂了。

前不久，一位体型消瘦的女士来门诊看病。她是一家大公司的总裁秘书，对自己的外形非常看重，因为怕胖，总是吃得很少。最近半年来，她经常有胃部的饱胀感，一吃完饭就特别明显，要躺下休息一会儿才能舒服。有时候站久了或者工作劳累，不吃饭胃胀的感觉也很厉害。此外，她经常还有嗳气、便秘、腹痛等症状，比以前更易有疲劳、乏力、经常头晕等不适。

她以为自己是胃动力不足，已经吃过了好几种促进胃动力的西药，但效果并不理想，所以来找中医想调理一下。听她讲过病史，

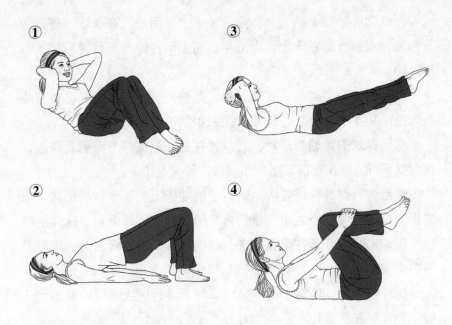

胃下垂这个病多发于瘦长体形的人，多做以上运动就可以轻松治好。

我看着她骨感的身体，马上就想到是不是有胃下垂的可能，于是让她去做个钡餐检查。果不其然，片子上她胃下部有好大一部分已经掉到盆腔里了，我把片子指着她看，着实把她吓了一大跳，这才明白自己为什么会久治不愈了。

胃下垂这个病多发于瘦长体形的人，也就是"骨感美"的人群中。此外，久病体弱、长期卧床少运动者也容易出现。主要是因为腹部的膈肌、腹肌等肌肉收缩力减弱，以及固定胃的韧带过于松弛而引起。治疗的思路就是加强腹部的肌肉、韧带力量，使之重新变得有力、紧张，这样胃部就能回到原先的正常位置了。要达到这个目标，最直接的方法是进行专门的腹部的锻炼，以期使腹肌、腹部韧带强壮起来。

这个锻炼并不难做，躺在床上就能完成所有的步骤：

首先是仰卧在床上，进行仰卧起坐运动，连做20下；

再做仰卧抬臀运动，具体是仰卧床上，两手放在身体两侧，两腿屈曲，双脚板蹬在床上，臀部尽量向上抬，停两三秒钟后放下，连做10下；

　　接着做仰卧举腿运动：仰卧位，两腿并拢，直腿举起，举到腿与床面呈30度左右时停止不动，坚持10秒钟后放下，连做10次；

　　然后再做仰卧屈腿运动，将双腿并拢，向腹部方向屈曲靠近，使大腿尽可能贴住腹部，坚持10秒钟，每次做10下；

　　最后进行仰卧腹部呼吸运动，平躺在床上，像做气功那样，想象把肺里的气缓慢吸入小腹里，再慢慢从小腹部呼出来，这样的呼吸过程，实际上就是在用腹肌进行呼吸动作，能够起到锻炼腹肌及腹腔内韧带的效果，连做30次左右。

　　这样整一套仰卧运动就算完成，每天进行两次这样的锻炼，一般一个月左右就能见效了。

　　如果想效果更快些，还可以配合按摩与中药治疗。胃下垂在中医看来，是脾胃虚弱、中气下陷而导致的，具体方法可采用按摩腹部的脾、胃经及服补益脾胃的中药。按摩时并不必讲究穴位，只需要把双手放在小腹部的两侧，手指稍用力向腹部深按，然后自下向上慢慢推动，推动时注意边推，手指要一边做上下颤抖的动作，一直推按至胃部为一下，每天做2次，每次做20下。经络学中的脾经、胃经在腹部中线的两侧，做这个腹部推按动作实际就是在刺激脾经、胃经，达到补益脾胃的效果。

　　至于中药，有几条方子可以选择。

　　第一条：取黄芪20克，泡水饮，每日3次。

　　第二条：吃补中益气丸（常见中药，几乎所有药店均可买到），按说明服用。

　　第三条：如果日常有煲汤习惯的话，就采用枳壳15克，白术9克，黄芪30克，配上瘦肉或鸡肉等物料煲汤内服，每日或隔日一次。这三个方子，都有补益脾胃，升提中气的效果，非常对症。

　　我让这位女秘书回家后照方实行，一个月后再来复诊，估计到时肯定能见效。果不其然，一个月后见到她，女秘书告诉我胃部不适感已经变得非常轻微，我让她再去照了个胃部钡餐X片，胃部果然已经回到了正常部位老老实实待着了。

58．巧用胡椒制妙药，治好慢性胃炎

症状：虚寒性慢性胃炎

老偏方：

①取田鸡1只，将胡椒15粒放入腹腔内，加入姜、葱等佐料蒸熟，每日吃1只，一个月为一个疗程。

②做红枣蒸胡椒、鸡蛋蒸胡椒、胡椒红糖水等食用。

我认识的一位朋友，在一家私人公司当业务经理，整天忙得昏天暗地。最近一段时间他总是觉得胃不舒服，常常有隐隐的疼痛，去医院一检查，医生说他得了慢性胃炎，开了不少药给他吃，有中药有西药，但吃了几个星期，他的病症却还是反反复复地出现，于是就抽了空，专门来找我看病。

我仔细问了朋友的病情，发现他除了反复胃痛发作外，还经常有嗳气，从胃里返些清水上来的症状。而且他自己总结，发现最近每次吃了寒凉的食物后，比如一杯冰水，胃痛就会很快发作。但如果马上吃些温热的东西，胃痛又会迅速消失。此外，他还有手脚怕冷，大便长期稀烂不成形的毛病。

我给他号了脉，发现他的脉象非常沉细弱，好像快摸不到一样。了解这些情况，我心中有数了，告诉朋友他这个胃炎比较特殊，在中医看来应该算是脾胃虚寒的证型。朋友不解地问我为什么好端端地他就虚寒了，我问他是不是经常喜欢喝凉茶，朋友说当然是，广东这地方湿热，而且他经常要加班熬夜，容易上火，所以他经常喝凉茶去湿热、消火。别人去超市喜欢买可乐、橙汁之类的饮

料，他却每次只买凉茶饮料。我一听就知道原因了，他这个脾胃虚寒，就是因为长期喝凉茶引起的。

凉茶是很多白领人士喜欢的饮料，尤其近些年随着凉茶饮料的全国性推广，"怕上火，喝凉茶"的观念已被人广为熟知。近两年全国饮料市场上，凉茶饮料甚至挤掉可口可乐这个巨无霸，坐了头把交椅。但是，从中医的角度看，凉茶里的成分都是有清热、解毒、去火功效的，长期服用，其实是会损伤人体正气、阳气，造成虚寒体质的。

我所在的医院前两年在广东人群中做过一项调查研究，发现广东人并非是自己以为的湿热体质为主，而是有60%以上都是虚证，个中原因，就与很多人自以为湿热、上火体质，而长期把凉茶当饮料喝导致的，我朋友就是这样的情况。

朋友听完我的解释，这才恍然大悟，问我现在应该怎样调理治疗。我知道朋友是个美食家，就告诉他有田鸡配胡椒的食疗方子可以推荐给他，具体是：取田鸡1只，用小刀在腹部开一小口，去皮去内脏，洗干净后，取胡椒15粒放入腹腔内，加入姜、葱等佐料，蒸熟，每日1只，1个月为1个疗程。

田鸡味道鲜美，在中医看来，它有补中益气之功，能治疗胃气虚寒证，但这个方子的主力是胡椒。胡椒性温，能温中散寒，对于朋友的虚寒型胃痛非常适合。现代药理研究也显示，胡椒具有一定的杀菌作用，还能够止痛、消炎、避免胃黏膜受攻击因子破坏，促进胃黏膜修复，因此在胃病的治疗上很有效果。不过，由于味道辛辣，单独服用胡椒比较困难，但将胡椒与鲜美的田鸡一搭配，味道就好多了。

朋友听了很感兴趣，于是我又跟他推荐了几个其他含胡椒的方子，以防他总是吃田鸡觉得厌烦：

1.红枣蒸胡椒：红枣5～8枚，去核，每个红枣内放胡椒2粒，上笼蒸10分钟左右后食用，每日1～2次，一个月为一个疗程。

2.鸡蛋蒸胡椒：取鸡蛋一枚打入碗中，黑胡椒大而饱满者10～15粒研细末，人于鸡蛋中搅匀，入锅将鸡蛋蒸熟后服用，每日1～2次。1个月为1个疗程

3.红糖拌胡椒：取胡椒10～15粒研细末后，加入适量红糖水冲服，每日1～2次。1个月为1个疗程。

朋友回家后，先做田鸡配胡椒来吃，才吃了两天，胃部的症状就减轻了一半，他于是照着我的几条食疗方轮流服用，服用半个月症状就完全消失了。他又坚持了半个月以行巩固，这胃病就算是完全治好了。

59. 老拉肚子伤不起，每天喝喝酸奶吧

症状：肠易激综合征

老偏方：

①每天至少喝一杯酸奶，一个月为一个疗程。

②取白术、白芍、陈皮各15克，防风10克，上药加水煎煮10分钟，煎至约100毫升的药液，每日服用1剂，7天为一个疗程。

③取柴胡15克、炙甘草10克、枳实15克、白芍15克，上药加水煎煮10分钟，煎至约100毫升的药液，每日1剂，7天为一个疗程。

小时候看过一部动画片，里面有一个人，每当到了紧要关头，就会借口上厕所溜掉，是个经常被人取笑捉弄的角色。学医之后，我才知道动画片里的人物原来在现实生活中还真存在，有一种叫做"肠易激综合征"的症状就是如此，得这种病的人精神一紧张，肚子就容易不舒服，腹痛、腹胀，有想大便的冲动，且大便完毕后症状就会明显减轻，舒畅无比。

有一次，我接诊了一位满脸忧愁的患者。原来前两天他刚刚经历了一次失败的业务谈判，失去了一个大订单。失败的原因，既不是他的方案有问题，也不是对方的要求太高，只是他在谈判时频发腹痛，连上了三次厕所，令对方很是不快，最终导致谈判泡汤！他觉得很奇怪，因为谈判前的一晚，他特别小心，也没吃什么特别的食物，为什么一到谈判时间就恰好肠胃炎发作呢？更奇怪的是，等

205

谈判结束，客人离开了，他的肚子就恢复了正常，再没有便意了。

我和这位患者聊了一会儿，得知他这种情况其实有很长时间了，往往在心情紧张，工作压力大的时候，他就会觉得肚子不舒服要去厕所，而且拉出来的大便也不正常，要么很硬，要么是稀水样的，有时候还能看到大便上有白色的像鼻涕样的黏液。等拉完大便，肚子的不适马上就会消失了。他怀疑自己是不是肚子里面有什么毒素，所以才需要经常大便，他希望我能给他调理调理，彻底把肚里的毒素给排干净。

得知了患者的情况，我心里大概有数了。这位患者的问题，应该就是"肠易激综合征"，又称为"过敏性肠炎"。一般的肠道疾患，通常是因为肠道发生器质性病变引起的，但肠易激综合征的患者，肠道其实并没有器质性的病变，但是功能却不正常，也就是说是一种功能性肠道疾病。国际上一般认为如果患者在最近3个月内，每个月至少有3天出现反复发作的腹痛或不适症状，并具有以下3项中2项，就可以诊断为肠易激综合征了：1.大便后症状缓解；2.大便频率的改变（≤3次/周或>3次/天）；3.大便性状的改变（指大便呈块状，或很硬，或很松散，或稀水便，或有黏液）。显然，这位患者是完全符合这个诊断标准的。

患者听我说出这个病名，有些诧异，问我这个过敏性肠炎，是不是和过敏性鼻炎、皮肤过敏一样？我告诉他听起来很像，但实际上可真不一样，过敏性肠炎要复杂得多，直到现在还搞不清具体的病因，但一般认为精神紧张，导致支配管理肠道的神经、内分泌紊乱是重要的机制，这位患者之所以会在谈判过程中出现频繁腹泻，就是这个原理。

患者听我解释完，脸上的忧愁更甚了，问我他是不是目前还没希望治好。我安慰他不必紧张，虽然病因并非十分清楚，但治疗的方法还是有不少的。比如最简单的招数就是每天喝一杯酸奶，持续一个月。这是因为近年来研究发现，得这个病的患者肠道一般都

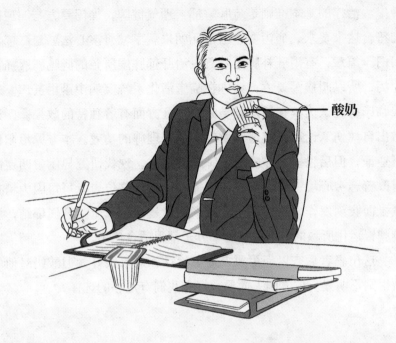

酸奶

酸奶中含有大量益生菌，可有效改善反复出现的腹痛、腹泻。

存在着肠道益生菌减少的现象，原因可能是胃肠功能紊乱，频繁腹泻导致大量益生菌被排出，而细菌又过度生长而抑制了益生菌的数量，最终导致肠道微生物失衡。多项临床研究显示，在给患者补充益生菌后，往往可以有效改善患者反复出现的腹痛、腹泻等症状。而酸奶中富含大量益生菌，因此正好适用。

不过，由于肠易激综合征的发病原因比较复杂，如果酸奶效果不佳的话，还可以配合中药方子来调节，常用的有两个古方：

痛泻要方：取白术15克、白芍15克、防风10克、陈皮15克，上药可加水煎煮10分钟，煎至约100毫升的药液，每日一剂，7日为一个疗程。

四逆散：取柴胡15克、炙甘草10克、枳实15克、白芍15克，上药加水煎煮10分钟，煎至约100毫升的药液，每日一剂，7日为一疗程。

从中医的角度看，肠易激综合征的基本病机是肝脾不和、肝郁脾虚。治疗的基本准则是疏肝解郁、理气健脾，痛泻要方与四逆散均符合这个要求。痛泻要方出自元朝朱震亨《丹溪心法》卷二"泄泻门"篇章，有泻肝补脾之效，主治肝郁脾虚所致的肠鸣、腹痛、泄泻，所以叫痛泻要方，该方在临床消化系统疾病中沿用甚广。现代临床研究认为其在治疗肠易激综合征方面有着独特的效果。四逆散出自《伤寒论》，有透邪解郁、疏肝理脾的功效。本方原治阳郁厥逆证，但后世多用作疏肝理脾之基础方。现代研究显示，四逆散有改善恶劣心境、抗疲劳、抗抑郁的作用。这位患者每每因为精神紧张而腹泻发作，从中医角度看来，就是精神紧张、肝气郁结，影响脾胃运化所致的，因此这两个方子都很适合使用。

这位患者后来以痛泻要方为主治疗，效果很好，但酸奶对他的效用则不明显。偏方因人而异，好在我们有足够的选择。

60．久坐引起便秘，用胖大海泡茶喝巧治好

> **症状**：久坐引起的便秘
>
> **很老很老的老偏方**：
>
> ①胖大海2～3枚，配黄芪10克，一并泡水当茶喝，可加入适量蜂蜜调味。
>
> ②配合腹式呼吸按摩法，每隔1至2小时进行1次，每次实施3～5分钟。

徐先生是电台的DJ，一次他因为脖子痛来找我看病，我给他处理好后，徐先生非常高兴，又顺便向我咨询便秘的问题。他说自己一上班就屁股离不开椅子，一直坐着主持节目，话说多了，咽喉经常不舒服，而且还有大便不畅的毛病，经常会几天都不通一次大便，而且排便时也很吃力。两天前他排过一次便，到现在都还没有便意，问我有什么好办法。

我跟他聊了一会儿，告诉他这种便秘应该是跟他的职业习惯有关，也就是久坐引起的便秘。中医有句名言叫做"久坐伤气"，肠道气虚，推动无力，自然就会引起大便不畅，便秘了。而从现代医学的角度看，久坐工作，又缺乏运动的人，腹部肌肉力量不强，且肠道动力也会下降，两个因素加起来，就容易产生便秘了。

徐先生听了说很有道理，问我应该怎样办？接着又补充说，如果要他去做运动就比较难了，他工作太忙，回到家往往都七八点了，根本没时间去锻炼。我说知道他忙，所以我会教他些上班期间就可以实施的方法。拿出处方纸，我给他开了个方子：胖大海2～3

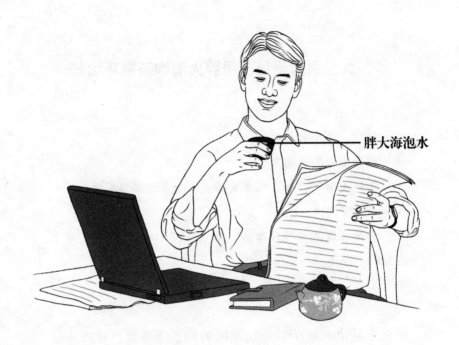

胖大海泡水

喝胖大海茶，既治便秘，又能保护嗓子。

枚，配黄芪10克，把这两味药放入保温茶杯里，倒上沸水，拧紧茶杯盖子，泡15分钟左右即可饮用，还可加入适量蜂蜜调味。每天饮用1~2次，就能治他的大便问题了。

我告诉徐先生，这个方子对他的职业来说最是适合，胖大海既有治便秘的效果，也能对付咽喉肿痛，保护嗓子。徐先生说胖大海能治咽喉他是有所耳闻，但治便秘倒是第一次听说。

很多人确实不知道胖大海有通便的作用。其实，胖大海这味药早在清代《本草纲目拾遗》一书中有记载，被归入肺、大肠二经，被认为有清宣肺热、清肠通便之效。此药原产于东南亚，因为它一泡沸水，就会裂皮发胀，几乎可以充满整个杯子，所以俗名"大发"。现代药理研究证实，它泡水后释出的成分能够刺激肠道蠕动，所以可以治便秘这种属大肠经的病，如果过量服用的话，甚至会引起腹泻，恰恰反映了这个药促进肠蠕动的效力之强。

徐先生听了这才信服，又问为什么还要配着黄芪一起喝呢？我告诉他这有两点考虑：首先刚才说过了，久坐伤气，引起便秘，而黄芪正是补气的上品，对于气虚便秘非常适合。第二点，胖大海这味药属于偏凉之品，如果长期服用的话，恐有伤正气的可能，但加入温性的黄芪配合后，就能抵消胖大海的寒凉之性了。

除了这个方子，我还教徐先生一个自我锻炼的方法，腹式呼吸按摩，做起来非常简单，他在上班主持节目的时候就能实施。具体是让他坐在椅子上工作时，每隔一两个小时，就有意识地在吸气时让腹部鼓起，呼气时让腹部凹陷，连续进行3～5分钟。通过这样的动作，就可以起到锻炼腹部肌肉，以及促进肠道运动收缩的效果，而且还不影响他的正常工作，可谓是一举两得。

徐先生回去后按照我的方法做，第二天打电话告诉我说，昨天晚上他就有了便意，而且排便的时候也非常通畅。我又提醒他，胖大海毕竟寒凉之性较强，尽管有黄芪的辅助，还是不要服用太久，一般用2～4周就应该停用一段时间。但腹式呼吸按摩法却可以长期坚持进行。要知道腹式呼吸在中医看来，是补益元气的一种养生方法，而且是完全的非药物绿色疗法，长期使用毫无害处。

61. 过度疲劳常盗汗，快用米汤和桑叶

症状：盗汗症、自汗症

很老很老的老偏方：取干燥桑叶若干，研碎末后备用，每晚睡前取9克，用米汤送服，一周为一个疗程。

小朱是一家公司的销售经理，在公司的业绩一直都不错。今年由于受经济危机的影响，公司的整体业绩直线下滑，于是公司高层对销售部门下了死命令，要求销售部门要在年底前一定要完成既定的销售目标。眼看时间不多，任务还有一大截，小朱恨不得有分身术，每天东奔西跑，晚上还把销售部的同事召集起来研究对策，常常熬到凌晨才休息。

这样高强度地工作了一阵，问题终于来了。原来小朱一觉就能睡到大天亮，可现在，每天晚上他都要做梦，而且每次醒来浑身都是大汗淋漓，有时候床单都是湿的。奇怪的是，一醒来后，出汗就自动停止了。一开始他没太重视，但发展下去，晚上出汗的症状越来越严重，出汗多了，醒来后他觉得心烦意乱，全身乏力，口渴难耐，全身很是难受。他去看过医生，医生说他是工作压力太大，精神过于紧张，得了植物神经功能紊乱，给他开了些谷维素之类的神经营养药，吃了一个月，却一点效果都没有。同事们建议他找中医调理调理，于是他来到医院找到了我。

一边听小朱描述他的病症，我一边翻阅他带来的病历，前面的医生已经给他做了多项检查，看了这些检查报告，我也同意小朱是"植物神经功能紊乱"诊断。当然，这是西医的病名；从中医看

来，小朱这个病叫做"盗汗症"，指的就是晚上大量出汗。治这个病，中医倒是有个特效的偏方，就是将干燥的桑叶研碎成末备用，每晚睡前取9克，用米汤送服，一周为一个疗程。一般患者服用此药当晚即可见效，症状减轻，一个疗程一般即可治愈。

听了我的偏方，小朱有点惊讶，说自己老家的院子里就有桑树，小时候经常在树上摘桑葚吃，却从没听过桑叶还能治疗出汗病。我笑着向他解释，其实桑叶有止汗之功，这在《神农本草经》中便早已有记载。南宋医家张杲还在《医说》中写了一个病例：当时有个和尚，患了二十年的盗汗病，后来遇到个老僧人，教他用桑叶和米汤一起调服，仅仅三天，就治好了盗汗病。

桑叶能治过度出汗，不要说像小朱这样的普通人没听过，就是很多中医生也不太了解。比如近代北京有一位姓魏的名医，名气很大，他一开始也不相信桑叶有用。后来他遇到了一位中年盗汗患者，每夜12点左右全身汗出，像是洗了个澡一样，衣服被子全都湿透。魏老先生给这位患者试了很多方法，都不见效。最后不得已，试用了下这个桑叶偏方，没想到服药几天后，这名患者的夜汗就止住了。这位魏老名医后来又用相同方法连续治疗了多位患者，均是药到病除，至此他才不得不感慨道："桑叶有止夜汗之功，确信无疑矣。"

中医认为，盗汗多是因为过劳、熬夜引起的。人过度疲劳，就可能导致阴精亏虚、虚火内生。桑叶味甘性寒，甘能养血滋阴，寒能泻热，切中盗汗症阴虚火旺的病机。现代医学研究表明，桑叶含有的芸香苷和槲皮素能减少毛细血管的通透性，从而起到止汗作用，但这个研究还很不透彻，未来需要进一步的深入研究才有可能揭示其奥妙。

虽然桑叶止汗的奥妙还不是很清楚，但大量的临床事实已证明它确实是有这个功效，所以我建议小朱不妨试试。我给了小朱开了七天的桑叶用量，他回家后，每晚按照我的嘱咐睡前服用。他没想到，当天晚上就有效果，出的汗比以前少多了。坚持服用了一个星期，盗汗的症状完全消失了。复诊时他高兴地对我说，没想到桑叶这么神奇，以前真是小看它了。

桑叶这个方子，其实不仅用于晚上出现的盗汗症，对于白天出现的出汗过多（称为自汗症），也可使用，往往亦可取得理想的效果。不过要提醒的是，盗汗、自汗，还可能由其他疾病引起，比如结核病、甲亢、肿瘤等，均有可能导致这个症状，这时桑叶的偏方就没什么效果了，这是需要注意的。

第六章

特殊职业老偏方，只为特殊的您

职业可以不由我们选择，健康却一定要由我们做主。

在其他章节中，我提到了不少由职业习惯或从业环境引起的小毛病。其实这些病，都只能算一些泛义的职场病，不能算严格意义上的职业病。我国对职业病的定义，主要是指在职业活动中，因接触粉尘、放射性物质和其他有毒、有害物质等因素而引起的疾病。这些严格意义的职业病，一般都需要及时去医院治疗，切忌延误病情。对于经常在户外或特殊行业的工作者，他们的工作环境比办公室更恶劣，遇到的身体上的小毛病也很不一样。在这里专门介绍的几条偏方，就是专门抵抗这些常见的病症。如果无法选择安全的职业，最起码我们要学会更好地保护自己。

62．防治汽车尾气、化妆品引起铅中毒，多吃猕猴桃

病症：*血铅过多*

偏方：

①*每天下班后嚼服两个蒜瓣佐餐（肠胃敏感者不适用）。*

②*食用猕猴桃，每天下班后吃一个。*

③*每天喝一杯牛奶。*

④*多喝茶。*

小丁是一个快递员，平时的工作，就是骑着单车穿梭于大街小巷，收发各种包裹邮件。近年来电子商务行业发展迅速，小丁每天最多时要处理上百个快递，经常要加班到晚上七八点，收入也水涨船高，多的时候每个月能拿到上万元。不过，俗话说"财多身子弱"，最近半年来，小丁的身体就出现了问题，经常有头痛、头昏，时不时还有恶心、腹胀腹痛的症状。

一开始他以为是工作劳累所致，没有太在意。直到偶然间他看到报纸上一篇文章，讲到汽车尾气含有铅，有可能造成铅中毒。他对照了一下文章里讲的病症表现，觉得与自己比较符合，于是连忙请假去做了个血铅浓度检查，结果出来后他去找医生看，医生说他的血铅水平比较高，虽然还没到中毒标准，但也是明显高于正常平均水平了，建议他住院2个星期进行输液治疗。小丁问医生，住院治疗后是不是血铅就不会再升高了，医生说不一定，他血铅偏高的原因估计与每天穿街过巷，吸入大量汽车尾气有关，如果以后还干

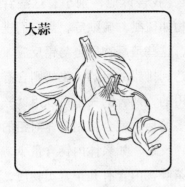

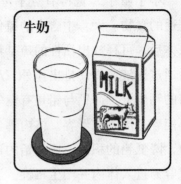

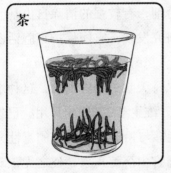

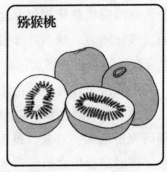

汽车尾气、化妆品可能让我们铅中毒，多吃以上四种东西可防治。

这个职业的话，不排除再复发的可能。小丁听了心里嘀咕了半天，最后想想自己还没到中毒标准，住院期间不能上班又要损失一大笔钱，就拒绝了医生的建议。

看完医生后，小丁继续每天上班，头痛、头昏等症状依旧经常出现，他觉得还是要找个解决的方法，但一直拖着没办。因为我经常上网买东西，小丁长期给我送货，一来二往大家比较熟悉，他也知道我的职业。有一次送货的时候，他顺便问起我有没有什么能妥善降铅而且不复发的好方法。我叫他进门坐下，仔细问了下他看病的情形，告诉他有助于排铅的食物不少，比如大蒜和牛奶就是。每天下班后嚼服蒜瓣两个佐餐，或者每天喝一杯牛奶，再加上经常喝茶，就有排铅的效果。

217

小丁听了，觉得有点不可思议。我告诉他，别小看这些看似普通的食物。大蒜中含有的硫化合物如硫醚、硫酐等，当它们进入人体后，可释放出活性的巯基物质，这些巯基物质可与铅反应，最后通过尿液或粪便排出体外，从而达到排铅的目的。牛奶则含有丰富的钙成分，而钙与铅是有竞争作用的，两者的关系可以用"一山不能容二虎"来形容。体内钙含量多的话，就会抑制身体对铅的吸收，降低铅的积累，缓解铅的毒性；反之，如果体内钙含量少，铅就容易进入体内并产生毒性。至于茶叶，内含有儿茶素类物质，是一种天然的强抗氧化剂和重金属络合剂，有较强的清除自由基、抗脂质过氧化能力。对茶叶排铅效果研究发现，它能保护细胞活性，有效降低血铅含量，增加尿铅排出。

　　如果经济条件允许的话，还可以每天吃一个猕猴桃，这种水果内含有极丰富的维生素C和果胶成分。维生素C的驱铅作用，已经被多项研究所证实。首先，维生素C能够与铅结合，使铅的毒性大大减小，同时减少铅在脑、肾等组织器官中沉淀积累，使之无法对这些重要器官产生毒害作用。其次，铅和维生素C结合后，溶解能力大大增加，有利于溶于尿中排出体外。至于果胶，同样也能与铅结合，使之更容易排出体外。小丁听我讲完，非常高兴，但还是担忧复发的问题，因为现在这份工作对他来说太重要了。我告诉他，要是不想换现在这份工作，又想避免铅中毒，坚持以上的食疗是个两全其美的方法。此外在车流大、污染重的地方活动，戴上口罩也有一定的防范作用。小丁连连点头，说一定坚持实施。他坚持了两个月，果然头痛头昏、腹胀腹痛的症状就消失了，现在他每天继续骑着单车满街飞奔，心情畅快极了。

　　铅中毒一般只出现在蓄电池、铅矿开采、油漆、冶炼、化工等从业者中，但普通人也同样有可能发生。比如汽车尾气就含有铅的成分，虽然现在加油站提供的都是无铅汽油，但无铅汽油并不代表完全不含铅。每升无铅汽油的铅含量，其实也在13毫克左右。

除了汽车尾气，生活中还有其他情况可能造成铅摄入过量，比如许多染发剂、化妆品，特别是一些有增白作用的化妆品、洗涤剂都含有铅成分，长期、频繁使用就可能造成人体慢性铅中毒。另外，由于铅的化合物能够使颜色更持久，所以色彩精美的陶瓷制品、水晶器皿、油漆、颜料、伴有花纹的塑料袋，以及铅印的报纸均可能造成铅的污染。还有像膨化食品、松花蛋、罐装食品含铅量也较高。值得注意的是烟草，有研究发现不少香烟重金属超标，其中就包括铅。总之，铅中毒并非只见于某些特殊工种，普通人可能也会被累及，因此知道一点这方面的防治知识，是绝对有益无害的。

63. 户外工作易中暑，1元钱硬币有妙用

症状：中暑

老偏方：用刮痧板或1元钱硬币，在背部、胸部、肘窝、腘窝处刮痧，以出现深红色或紫红色的痧斑块或者痧条块为度。刮痧时，可准备好润滑油、清凉油、温热水作为润滑剂。

有一年夏天特别炎热，太阳一出来，气温就升到35度，随便在室外走上几步，就要满身大汗。偶尔吹来一阵风，却丝毫感觉不到凉意，连风都是热辣辣的。一个周末的下午，我从外面回来，进小区门口时见到保安小张在站岗。小张是我老乡，去年来到我们小区上班，他工作认真负责，待人热情，平常居民们进出小区门口，小张都会和大家热情地打招呼，非常招人喜欢。但今天我发现他有点异常，脸色很不好，整个人看起来蔫蔫的，我停下脚步，问他是不是有什么不舒服。小张点点头，说上午领导安排他和几位同事去地下室搬东西，干了一早上的体力活，中午就感到头昏、头痛、全身乏力，他以为是干活累、肚子饿导致的，但吃了午饭却仍然症状依旧，现在头痛得厉害，很是难受。

我摸了一下他的额头，发现有点烫手，摸他的脉搏跳得很快，起码一分钟有90次左右。我告诉小张，他这是中暑了，得尽快治疗，拖久了对他的身体可不好。小张为难地说没到下班时间，他不好离岗去医院，只能咬牙坚持一下了。

这怎么行呢？想了一下，我让小张先别站岗了，进保安室里坐上

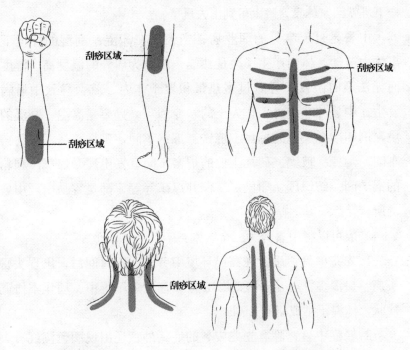

户外工作中暑了，用1元干净硬币巧刮痧。

几分钟，我有办法给他现场治好。小张知道我的职业，于是带我走进保安室。我从钱包里找了个一元钱的硬币洗净，再倒了杯热水，然后让小张脱去上衣，把背部暴露出来。接着我用硬币蘸着热水，在他背部的督脉、足太阳膀胱经区域由上往下地大力刮，没刮几下，就看到硬币所刮区域出现了紫红色的红斑。几分钟后全部刮完，只见小张背部好几条自上而下的红斑，像是被鞭子抽过的一样。

我问小张现在感觉如何，小张欣喜地说头脑清醒了很多，头痛也基本消失了，就是四肢还没什么力气，胸口也还有点胀闷。我又让他转过身来，先在胸部正中线上由上到下刮，再沿着肋骨方向，自胸部正中线向两边刮。最后，再于他的肘窝、腿部的腘窝处刮了几分钟，全都刮出了紫红色的痧斑。刮完后，小张说四肢乏力、胸闷的症状也

221

消失了，整个人变得精神焕发，像没病一样了。我叮嘱他不要大意，一下班就回家休息，晚上可别出去玩了。

中暑是夏天常见的职业病，当人们在高温、高湿的环境下从事体力劳动，体内产生了大量热能，却因为体外的温度高、湿度大而无法及时散发，导致过多热量积聚于体内，就会导致中暑病的发生。中暑并非户外工作人士的"专利"，只要是高温、高湿的环境，例如冶金工业的炼焦、炼铁、炼钢车间，机械铸造工业的铸造车间，陶瓷、玻璃、砖瓦工业的炉窑车间，发电厂、煤气厂和轮船的锅炉间、纺织厂、印染厂、深井煤矿等等，都是容易出现中暑的场所。

一般可以将中暑分为三个级别：

1.先兆中暑：患者在高温环境中劳动一定时间后，出现头昏、头痛、口渴多汗、全身疲乏、心悸、注意力不集中、动作不协调等症状，体温正常或略有升高。

2.轻症中暑：除有先兆中暑的症状外，还出现面色潮红、大量出汗、脉搏快速跳动等表现，体温升高至38.5摄氏度以上。

3.重症中暑：除以上症状外，最关键的是出现意识不清，可发生昏迷，另外体温往往会有39度甚至40度以上。像保安小张的情况，就大概相当于先兆中暑或轻症中暑这个级别，还不算太严重，此时使用刮痧疗法，非常对症，能够起到立竿见影的效果。

中暑在中医上亦称"发痧"，中医认为此病是由于病人体质虚弱，再加上劳累过度耗伤精气，导致正气亏虚，暑热之邪乘虚而入所致。通过刮痧治疗，目的是将体内的暑湿之邪刮出体表，排出体外，从而起效。这个方法在民间以及临床上都有长时间的应用，效果甚佳。从现代医学的角度看，这个方法也很有科学依据：中暑是体内热量积蓄过多引起的，所以治疗的思路当然就是将热量排出。而刮痧的过程，能够使皮肤下的血管尽可能地扩张，甚至血管破裂出血而形成痧斑，使身体的血液尽可能地积聚在皮肤下，这样就有利于血液中的热量通过皮肤散发出去，最终将身体里的热量排走。此外，在刮痧的过程，通过对穴位的刺激，会使体内产生消炎镇痛以及降低体温的神经递质，作用于大脑神经中枢，就能够达到消除各种症状的效果。目前，我国已经将中暑列入国家标准的职业病之一，每逢高温天气时，许多单位就会发放高温津贴、清凉饮料等。但即使这样，每年发生中暑的人还是不少，对于轻度中暑，我救助小张的方法可以作为一个参考。但对于重度中暑者，一定要注意及时送往医院抢救，否则可能有生命危险。

64. 宠物惹来慢性荨麻疹，可喝玉屏风散粥

症状：慢性荨麻疹导致的反复皮肤瘙痒、红斑、风团

很老很老的老偏方：

①玉屏风散粥：取防风、黄芪各15克，白术20克，大米50克，砂糖适量，先将三味中药加水两大碗，煮至一碗水，去渣，放入大米煮粥，每日1次。

②将玉屏风散研细末后，每次取3～5克，用醋调开，敷肚脐。

有一个周末，我陪家人逛街，经过一家宠物店，就进去看了一下小猫小狗。家人看宠物的时候，我和宠物店的一个小伙子聊了起来。小伙子听说我是医生后，非常高兴，拉起衣袖，请我帮忙看看他的手臂。

我看了一眼，没发现什么异常，小伙子说这样看是没什么事，但只要用手指用力挠过就会开始瘙痒。说完他就动手挠了几下，果然挠过的皮肤处马上出现了一片红斑，而且局部的皮肤还鼓了起来，像小山丘一样。小伙子告诉我，现在马上就有瘙痒的感觉了。过了几分钟后，这些红斑、小山丘、瘙痒的症状就慢慢消失了。没等我再问，小伙子告诉我，他这些症状不只是挠过后才会出现，有时候无缘无故也会冒出来，而且不限于手臂，全身任何一块皮肤都可能出现，发作的时候奇痒难忍。曾有人建议他吃点过敏药，吃下去果然挺灵，但过一段时间又会发作，令他很是烦恼。

听他这么一说，我就明白了，问他这个病是什么出现的。小伙

子想了一下，说他是两年前来这家宠物店上班的，大概就是这个时间之后，才开始有这种情况。我肯定地告诉小伙子，他这是得了慢性荨麻疹啦。

慢性荨麻疹是一种较为常见过敏反应性皮肤病，如果瘙痒性红斑、风团（就是局部皮肤鼓起来的小丘）反复发作至少6周以上，一般就可以诊断了。这个病发病机理很复杂，还有些细节没有研究清楚。但一般认为与内因、外因都有关系。内因是指患者本身属于过敏体质，外因则是指患者经常接触到容易引发过敏反应的过敏原，刺激身体产生过度的免疫反应，产生特异性IgG抗体，最终导致瘙痒、风团、红斑的出现。像这位小伙子在宠物店工作，经常接触到小动物，而宠物身上恰恰存在着大量过敏原，长期接触，就容易造成他现在的病症了。

小伙子听我这样说，苦笑起来，问我自己岂不是要换工作，不能再在宠物店里干活了？我说也不一定，毕竟接触宠物只是个外在因素，他的过敏体质才是内因，调理他的内因才是治疗此病的关键，否则的话，他就算换了工作，以后接触到其他过敏原，还是可能会反复发病的。

小伙子听了觉得有道理，就请教我应当怎样调理。我坐下来给他写了两个方子，第一条是玉屏风散粥。具体做法：防风、黄芪各15克，白术20克，大米50克，砂糖适量，先在三味中药中加入两大碗水，煮至一碗水后，去渣，再放入大米煮成粥，吃的时候可以根据自己的口味加一些糖来调味，每日吃一次即可。第二个方子，还是采用玉屏风散，将上面讲到的三味药材研成粉末后混匀，每次取3～5克，加醋调成糊状，敷在肚脐处，6小时后取下，每日1次。这两个方子可以单独使用，也可以配合在一起，效果更佳，一般是4周为一个疗程。

一般来说，治疗荨麻疹都会采用抗过敏药治疗，在荨麻疹急性发作时确实效果很明显，起效迅速。但抗过敏药的缺陷是无法对过敏体质进行有效的调整，所以对于慢性荨麻疹来说，往往只能起到暂时缓解症状的作用，而不能控制再发。而中医治疗慢性荨麻疹往往有不错的疗效。从中医理论看，慢性荨麻疹主要与肺、脾气虚有密切的关系。肺、脾主皮毛肌肉，开窍于口鼻咽喉。慢性荨麻疹的致敏原主要通过皮肤接触、吸入、进食等方式进入身体，这些部位均为肺、脾所分主区域，当肺、脾气虚，外邪（这里指外界的过敏原）就容易乘虚而入，引发疾病。

玉屏风散出自于元朝名医危亦林撰写的《世医得效方》，由防风、黄芪、白术三味药组成。黄芪擅补肺气，白术健脾益气，防风这味药顾名思义，具有抵御外界的风邪等外邪入侵的功效。所以这三味药组合起来，就有健脾补肺，益气抗邪之效。现代药理研究发现，玉屏风散能够抑制IgE抗体的产生，直接抑制皮肤过敏反应的产生。更重要的是，它还具有免疫功能调节作用，可以纠正人体的过敏体质。所以，玉屏风散还有个"中药免疫调节剂"的美称。

小伙子拿着我写的方子，一边听，一边留心记录。我怕他对这些中药材不熟悉，还特别告诉他哪里可以买到。小伙子说他家人偶尔也会自己抓些药来喝，交给他们来办就行了。说到这里，家人也看完了宠物，我就和小伙子道别离开了。

过了两个星期，我又经过那家宠物店，正好见到小伙子在门口，就问起他的荨麻疹情况，小伙子感激地告诉我说，他每天都按照我的方子执行，瘙痒果然开始减少了，他自己试着挠皮肤，虽然仍有红斑出现，但却不见了隆起的风团，而且也不会有瘙痒的感觉。我说这证明他的过敏体质已经得到改善了，只要继续用药，肯定会调理妥当的。

65．吴茱萸加醋，治好职业性耳鸣耳聋

> **症状**：噪声性耳聋、顽固性耳鸣
>
> **很老很老的老偏方**：
>
> ①双手外关穴处各贴上一小块磁铁，白天至晚上睡觉前使用，一个月为一个疗程。
>
> ②将吴茱萸10克研粉，每晚取吴茱萸末加食醋适量，调成湿泥丸状，用胶布贴敷于双侧涌泉穴，每日1次，一月为一疗程。

有一天下午，我接到紧急通知，要求我第二天出外去开个会议，只好让科里的护士给我临时停诊。第二天中午，电话忽然响了，是科里护士打来的。她告诉我有一对母子从山东赶来找我看病，订了晚上的火车票要赶回去，偏偏今天我又停诊。护士看他们大老远地跑过来不容易，于是打电话问我开完会还回不回医院。我知道会议的议程安排，下午很早就能完事，于是告诉护士让患者等着。

下午开完会后，我连忙赶回医院。回到门诊一看，患者是个20多岁的小伙子，身边陪着的一位中年妇女，一见到我，就像见到救星似的迎上来。原来，小伙子的耳朵出了问题，治了好久都还没有效果，当妈妈的非常着急，后来从广州的亲戚处听说到我，就和儿子坐火车赶来了。

小伙子叫阿武，初中毕业就进了一家工厂打工，从事锻造工作，车间里噪音很大，他干了几年，渐渐发现耳朵偶尔会出现耳鸣的症状。当时他并未在意，继续照常工作。但两年前他发现耳鸣的

症状越来越严重，耳朵里经常像有蝉在鸣叫，白天因为环境本来就嘈杂，耳鸣还不大容易感觉得到，到了晚上或者安静的环境里，耳鸣就很明显了，弄得他难以入睡，经常失眠。

除了耳鸣，他发现自己的听力也在慢慢下降，距离稍远些叫他的名字，都容易听不到了。他去看了医生，医生告诉他这是噪声引起的，叫他不能再干锻造工作了。阿武无奈辞了工作，开始进行治疗，但吊过针、吃过药，做过高压氧等等，都没有见效。现在离最开始发病已经有两年了，他的耳朵却没有什么改善，小伙子都有些绝望了。

我让小伙子坐下，给他细细把脉，发现他的脉很细弱，尤其在肾脉的部位尤其无力，几乎不能触及。把完脉，考虑到母子俩还要赶着晚上去坐火车，我就开了个方子，让他们回去后坚持使用。这个方子分为两部分：白天至晚上临睡前，在双手外关穴处各贴上一小块磁铁片，用薄软的布固定。晚上睡觉前，将磁铁片揭去。取吴茱萸10克研粉，洗净双脚，将吴茱萸末加食醋适量，调成湿泥丸状，用胶布贴敷于双侧涌泉穴，然后穿上较紧的袜子加强固定，次晨取下。以上方法一个月为一疗程。

外关穴位于人体的前臂背侧，手腕横皱纹的中点，向上约2横指处。涌泉穴位于足底前部的中央凹陷处。白天里使用磁铁片贴于外关穴处，实际上是对此穴进行长时间的磁疗刺激。因为外关穴是手少阳三焦经的重要穴位，而手少阳三焦经沿着耳周循行，因此临床上治疗耳部疾病，往往就会选择外关穴。这个穴位我在临床上治疗过不少耳鸣耳聋的患者，有很多人单单只用此穴进行针刺，就能立刻觉得耳鸣、耳聋的症状有所减轻。小伙子回家后虽然不能自己进行针刺，但用磁铁片进行长时间的刺激，也可以部分起到针刺的效果，而且还不会影响他的正常生活与工作。

至于晚上用吴茱萸粉外贴于涌泉穴处，这个方法则是为了补肾、补虚。中医理论认为"肾开窍于耳"，早在《灵枢·脉度》中

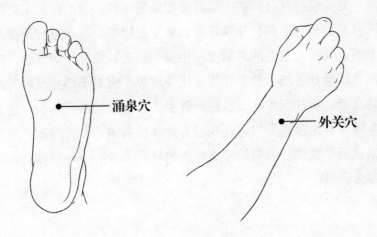

涌泉穴

外关穴

记住外关穴和涌泉穴，巧用吴茱萸粉，耳鸣耳聋不再担心。

就有记载"肾气通于耳，肾和则耳能闻五音矣"，这都强调了补肾在治耳病中的重要性。而我自己在临床实践中发现，许多耳鸣、耳聋的患者，尤其是那些发病时间很久的人，确实也多属于肾虚、气虚的体质，像阿武就是这种情况。涌泉穴是足少阴肾经的起点，具有滋肾养肾之效，吴茱萸药性辛温，外贴在涌泉穴就能起到温肾益气之效。

此外，我还告诉阿武，为了进一步加强补肾的效果，他还可以同时配合服用肾气丸，这是一个著名的中成药，在各大药店都能买得到，按药品说明书服用就行了。

为了免得他们旅途奔波，我将科室电话写在病历上，让他有情况跟我联系。阿武和母亲听后，说了一堆感激之词，安心离去。

一个月后，阿武打电话到科室来，说按我的方法治疗后，现在的耳鸣、耳聋都开始好转，听东西清楚了不少。耳鸣一减少，晚上睡觉也容易多了。他问我下一步该怎么办。我告诉他既然有效，就继续坚持使用下去。再过一个多月后，阿武又打电话过来，欣喜地向我报告，说耳朵的病症已经完全消失了。

老实说，耳朵的疾病虽然看起来是小病，但治疗起来却往往很不容易。相对而言，耳鸣耳聋如果发现得早，尽快进行治疗，采用本书及《很老很老的老偏方，小病一扫光》中提到的方法，或者其他常规治疗方法，效果往往是比较理想。但对于那些发病时间很久的患者，治疗起来就显得格外棘手了，常规的治疗方法往往根本没有效果，常常需要另辟蹊径，方能曲径通幽，取得疗效。外关、涌泉这两个穴位，就是治疗病程久的耳病患者的一条蹊径，可供大家参考。

66. 职业性哮喘常发作，吸吸温热水蒸气

症状：职业性哮喘

偏方：用瓶子装上热开水，待水温降至温热不烫的程度时，张开口将湿热的水蒸气吸入肺里（如觉得温度过高过烫，应再等待水温下降），每次吸5～10分钟。期间如果水温降低，再重新换上热水。

俗话说"久病成医"，此话不假。有些聪明的患者，在治病的过程中会自己总结方法和窍门，不仅能有效地自我治疗，也给医生很多启发。比如下面要讲的这个偏方，我就是从一位患者身上学来的。

记得早几年前，一位二十多岁的姑娘来找我看病。这位姑娘初中没毕业就出来打工，在一家皮具厂里工作了几年后，有一天突然出现呼吸困难，喘不上气，送到医院一看，诊断为哮喘病，用了抗过敏、平喘的药物，症状很快就消失了。但她回到工作岗位一段时间后，症状又再复发。再去看病时，医生得知她的职业，告诉她这是得了职业性哮喘，建议她最好调离现在的岗位，以免再次复发，否则就只能长期吸入小剂量的激素来控制发作了。由于那间皮具厂的待遇挺不错，小姑娘不愿意调离，又不想长期吃药，于是就来找中医看看能不能进行调理。当时我给她治疗了两个多月，但效果仍然不理想，因为小姑娘的哮喘病还是又发作了。小姑娘可能是灰心了，后来再没有来复诊，而我的心里也一直有些歉意。

这事过去了两年多，一天我下班走出医院门口时，见到一位姑娘，看起来有些脸熟，突然想起来，这就是找我看过哮喘病的那位患

者。对方也认出了我，于是我们聊了一会儿。我问她来医院有什么事，她说是月经有点毛病，来医院看看妇科。我又问她的哮喘病现在怎么样了，她告诉我已经有一年左右没有复发过了。我以为她已经从皮具厂辞职另谋高就了，姑娘却告诉我她还在那里上班，岗位也没有变过，而且最近一年都没有吃过什么药。我当时听了非常惊讶，因为职业性哮喘，顾名思义，是指在工作环境中长期接触过敏源而引起的，像这位姑娘的皮具厂里，空气中有大量的粉尘、纤维等微粒，如果对此过敏引发哮喘后，理论上来说离开工作环境是首选，要么就只能长期服药控制。这位姑娘是怎么打破以上定律的呢？

姑娘告诉我，她后来又找了几位医生，但效果还是不理想。最后她偶然间听老乡介绍了一个偏方：用瓶子装上热开水，待水温降至温热不烫的程度时，张开口将湿热的水蒸气吸入肺里（如觉得温度过高过烫，应再等待水温下降），每次吸5～10分钟。期间如果水温降低，再重新换上热水。

她这位老乡三十多岁，也曾患过支气管哮喘，多年未愈，每天出门前都要带上平喘气雾剂，以防突然犯病。长期的病痛，让他总结出了自己的病情规律——总是在空气变冷、变干的时候，尤其是秋冬季节会发作。他就自己琢磨，既然自己的气管怕冷、怕燥，要是每天都吸些潮湿、温暖的水蒸气，是不是就能够减少哮喘发作的机会呢？于是他从秋季开始使用这个方法，一直坚持到来年初春，让他高兴的是，在那段时间，他的哮喘竟然一次都没有发作过。更神奇的是，自此以后他的哮喘病再没有复发。

姑娘听老乡这样介绍，于是如法炮制，每天吸热水汽一次，坚持了一个月。她惊喜地发现，这个偏方同样适用于自己，哮喘病竟然也好了。她把这方法介绍给身边的工友、朋友，也都取得了理想的疗效。

小姑娘的描述令我感到不可思议，回去后我查了大量文献，又和医院的同事们讨论过，都找不到这个偏方的科学依据。直到半

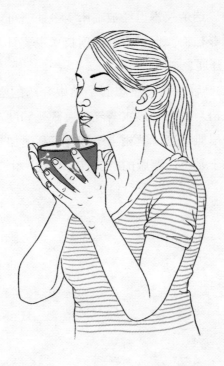

吸湿热的水蒸气，是治疗哮喘的神奇妙方。

年之后，我偶然间在查文献时，看到有一篇文章介绍了国际上近年提出的一种治疗哮喘的新技术——支气管热成形术。这种手术的原理是这样的：哮喘是因为气道平滑肌发生痉挛收缩，导致气管变得非常狭窄，吸气呼气很费劲，这样才会发生气喘。而有一种观点认为，气道平滑肌是人类进化过程中的残留物之一，就像阑尾一样，具体的功能并不明显，一旦发生问题，却会给主人带来麻烦。支气管热成形术就是在这个思路的指导下出现的。

这种技术是通过专用的仪器伸进气道里，将高频的交流电磁波导入平滑肌的组织，使之温度增高（治疗温度在55～65℃之间为安全温度），然后萎缩退化、功能消失。平滑肌功能消失了，哮喘自然也就没法发作了。而且，在安全温度的范围内，支气管热成形术只会对气道平滑肌产生影响，并不会损伤气管的其他结构，所以对于气管是安全的。这个技术已经被临床实践证明可以降低哮喘患者的发作，甚至能够根治。但目前，这项技术主要只在国外开展，国内还甚少有医院开展。

看完这篇文章后，我突然想起小姑娘介绍的吸入热水蒸气这条偏方，恍然大悟。吸入的热水蒸气（大概是50度左右）进入气道后，对于气道平滑肌而言，就相当于进行了高温加热，所以这个偏方，其实就相当于是个山寨版的"支气管热成形术"，怪不得能够取得良好疗效呢！

67．冰牛奶滴眼，治好电光性眼炎

> **症状**：电焊工作、雪地作业、紫外线过度照射引发的电
> 光性眼炎
>
> **偏方**：
>
> ①取少量冰冻过的冷牛奶滴入眼里，间隔半分钟或1分
> 钟滴1次，连滴5～10次。
>
> ②取一个干净的塑料袋，装入冷水500毫升，冷敷双
> 眼，同时闭目休息。

有一天晚上，我正准备吃饭，突然来了个电话，原来是老乡陈
大叔的儿子打来的。听他仓促的声音，就知道遇上麻烦了。果然，
他说老爸要在院子里搭个铁架，问人借了个电焊枪，白天自己在家
里捣鼓了半天，晚上忽然喊眼睛痛，直流眼泪，又红又难受，问我
应该怎么处理。

我问了一下详细的症状，首先肯定不是电焊的时候有异物入
眼，因为如果是这样，白天肯定就难以忍受了。陈大叔的儿子说，
家里并没有电焊的专业面罩，连墨镜都没有，陈大叔只是戴了副
普通的茶色眼镜操作，而且整个过程比较长。听他这么说，我知道
陈大叔应该得的是电光性眼炎，是因为电焊产生的光线过于强烈，
损伤了眼睛的浅层组织，也就是位于眼表面的角膜，结果造成角膜
上皮的蛋白变性，受损脱落，使角膜丰富而敏感的神经末梢受到刺
激，就出现疼痛、流泪等症状了。

我告诉陈大叔的儿子不必担心，这不是特别大的病，有办法

治。想到家乡有好多人家都养牛，我就问他家里的冰箱里有没有冻的牛奶，陈大叔的儿子说有，我就教他用筷子头蘸上牛奶，滴入陈大叔的双眼，每隔半分钟或1分钟滴一次，连滴5~10次，很快就能见效。

我还没说完，他就急着要挂电话找牛奶，我叫他别慌，滴完牛奶后还要再进行冰敷：用一个塑料袋装上500毫升左右的冷水（在冰箱里冰镇过最佳），扎好袋口，放在双眼上，同时要闭目休息，尽量减少眼球转动和摩擦，尽量少睁眼，这样一般一两天后即可痊愈。

陈大叔的儿子听完后连声称谢，赶紧挂了电话着手去办。睡觉前我挂念着陈大叔的病情，打电话回家里询问，陈大叔的儿子接的电话，说用了我的办法后，没过几分钟他爸爸就感觉眼睛舒服多了，现在已经睡着啦。

其实，很多做电焊工作的人都得过电光性眼炎，只不过程度有轻有重。但一般来说都不会有大问题，这是因为角膜上皮的再生能力非常强，只要早期处理得当，一般均可以在1~2天内快速再生修复，不会留下任何痕迹。

用冰凉的牛奶滴眼有两个好处，一是可以对创面进行冷敷，收缩局部的血管，起到减少眼部血管充血、渗出的作用，从而达到消炎止痛的效果。另一方面，鲜牛奶里，含有一种叫做"表皮生长因子"的物质，能够促进角膜上皮的修复。此外，不要忽视冷水袋敷眼这个步骤，其本质是一种冷敷疗法，对于眼球损伤后的炎症能够起到持续控制效果。有些人治疗电光性眼炎时，会用毛巾浸了冷水来敷眼，但敷不了几分钟，毛巾就会变热，需要再次浸泡凉水，比较麻烦。而用塑料袋装上500毫升凉水，则可以给受伤的眼睛提供长时间的低温冷敷治疗，方便多了。

其实民间还流传着一个治电光性眼炎的偏方：用人奶来滴眼，不过牛奶容易找，到处都买得到，人奶可就难寻了。而且人奶治疗本病的原理和牛奶类似，都是含有"表皮生长因子"，促进角膜修复。既然如此，那么用牛奶就完全可以代替人奶的功效了。

　　此外还要说几句：并非只有电焊工才会得电光性眼炎，在雪地里长时间行走，如果不戴墨镜，长时间眼睛被雪地反射的紫外线辐射，也会发病。此外，现在许多单位的办公室都装了紫外线灯，下班后清洁工人都会打开紫外线灯来进行消毒，第二天上班时再关上。有时候因为一时疏忽，忘了关灯，时间久了也会导致电光性眼炎。我朋友的孩子就遇到过这种情况，那时正逢非典时期，学校里为了消毒，给每个课室都新装了紫外线灯，第二天孩子们回来上学，发现装了新的灯管，有调皮者就把它打开了，上课的老师也没发现。结果到下午的时候，整个班级的几十位孩子都出现了眼睛疼痛、流泪、红肿的症状，送医院一检查，就是电光性眼炎。

68. 环境差患上老咳嗽，醋泡苦杏仁巧止咳

症状：长期咳嗽、慢性支气管炎

很老很老的老偏方：

①取苦杏仁约150颗，装入玻璃瓶内，用老陈醋将杏仁完全浸泡，加入适量冰糖，密封3～4个月，取出服用，每日服用3颗（总量5克左右，不超过9克），连服1个月左右。

②常服甜杏仁，可当零食，每日食用20～30颗。

方女士曾是我的邻居，在路桥收费站当收费员。以前我们住在一个小区里，彼此比较熟，后来搬家后就很少联系了。有一天，我们碰巧在一家商店里相遇。刚打招呼，她就立刻咳嗽了几声。我顺便问起她的身体情况她连忙摇头，道出了自己的问题。

在一般人的眼中，路桥收费员算是一份既轻松，待遇又好的差事。可方女士却抱怨，她自己简直是对着汽车排气管工作！她所在的收费站，位于市内的主干道，每天过往的车辆成千上万。这些车辆排出来的尾气，每时每刻都在灌进她那可怜的收费岗亭里。上班没多久，她就发现自己的呼吸系统出现了问题。经常会咳嗽、咳痰，有时候还会无缘无故地气喘、胸闷，尤其是秋冬季时症状就会更严重，而且一发作就要维持两三个月。为此，她工作时戴上口罩，听别人介绍喝过蜂蜜水，吃过止咳糖浆等等，但都不大见效。最后只好到医院里检查，这才发现是得了慢性支气管炎。医生开的药，服用时效果还不错，但一停了药，天气稍作变化，就又会复发。她又不想长期吃药，怕那样会伤身体，但病情发作起来又很是

难受，让她真有些束手无策。

我对她说，显然她的咳嗽、支气管炎是与她的工作有关，汽车尾气中含有多种有害成分，长期大量吸入的话，确实对支气管非常不利。比如尾气里的二氧化硫进入呼吸道后，上呼吸道的平滑肌因有末梢神经感受器，遇刺激就会产生窄缩反应，使气管和支气管的管腔缩小，气道阻力增加，并促进慢性支气管炎的发作。我劝她实在不行的话，就考虑转行不干这份工作吧。方女士听了连连摇头，我明白她的意思，当收费员工作稳定，待遇也不错，要放弃确实很难下决心。

想了一下，我对方女士说，这次算是碰得巧了，有一条治疗慢性咳嗽的偏方可以让她用用。方女士知道我的偏方很有效果，连忙掏出手机，记下偏方：取苦杏仁约150颗，装入玻璃瓶内，将老陈醋倒入瓶内，保证将杏仁完全浸泡，再加入适量冰糖，密封浸泡3～4个月，取出服用，每日服用3颗（总量5克左右，不超过9克），连服1个月为一个疗程。

我告诉方女士，现在是夏天，这个方子是让她现在开始准备，到了秋冬季病情要频繁发作时使用的。至于现在，她的病情并不严重，可以服用甜杏仁，当零食吃，每天吃20颗。甜杏仁在超市就能买到，味道也很香，作为食疗非常不错。

在古代，人们就经常用杏仁来治疗肺病。根据《名医别录》记载，杏仁具有"止咳逆上气"之功效。《本草求真》则说："杏仁，发散风寒之能，复有下气除喘之力。"根据现代药理研究，杏仁里含有"苦杏仁苷"这个药理成分。在酸性条件下，苦杏仁苷能分解成葡萄糖、苯甲醛和氢氰酸。氢氰酸和苯甲醛这两种物质均对呼吸中枢有一定的抑制作用，使咳嗽减轻，促进痰咳出。另外，根据中医理论，"肺与大肠相表里"，保持大肠通畅，对于肺部疾病的防治大有裨益。清代的《沈氏尊生书》就以杏仁为主药，制作润肠丸。现代研究证明，杏仁中含有40%～50%的油脂，有润肠、滑肠、通便之效。

此外，杏仁中还含有杏仁蛋白成分，有改善血液循环、消除炎症的效果。所以用杏仁来治疗方女士这种慢性咳嗽、慢性支气管炎，是很有效果的。

方女士听完，问我苦杏仁和甜杏仁到底有什么不同，我跟她解释，两者主要在苦杏仁苷的含量上有较大的区别，甜杏仁中的含量只有不到0.1%，而苦杏仁则达到2~4%，两者相差甚远。所以苦杏仁更适合在病情严重时使用，而甜杏仁呢，则适合当做保健食品，日常服用。

需要格外强调的是，苦杏仁过量服用是有毒性的，所以一般认为，每日服用量最大不应该超过9克，而且一般也不适宜过长时间服用，像这个醋泡苦杏仁的方子，连服上1个月，病情得到控制后，建议就要停一停，改成安全可口的甜杏仁了。

我还提醒方女士，慢性支气管炎之所以在秋冬天加重，是因为寒冷、干燥的天气会降低支气管的防御功能，同时，还容易引起支气管平滑肌收缩，令黏膜血液循环发生障碍，阻碍分泌物排出，使感染的几率增加。所以到了秋冬季，患者应注意保暖，尤其是颈部的保暖。这样才能尽量避免病情的发作。

方女士回家后，立刻按我的方子开始浸制苦杏仁，同时买了许多包甜杏仁，上班下班都当零食吃。大半年后的春节前，她专门给我打了个电话，说今年的秋冬季，她的咳嗽一直没有犯过，所以特地打电话来向我道谢，顺便拜个早年。我听后觉得很欣慰，能为患者提供有益的帮助，这绝对是医生收到的最佳新年礼物了。

69. 野外工作被蜂蜇伤，治疗方法很简单

> **症状**：养蜂工人、园丁或野外工作被蜂蜇伤
>
> **偏方**：
>
> ①如遇蜜蜂蜇伤，先检查有无毒刺残留，再用肥皂水冲洗及外涂患处，或将2片小苏打片用纱布包裹，加水淋湿后外敷于患处，注意外敷时间不超过24小时。
>
> ②如遇黄蜂或马蜂蜇伤，步骤与蜜蜂蜇伤类似，但应以食醋代替肥皂水和小苏打片。

相信很多人都有过被蜂蜇伤的经历，尤其像养蜂工人、园丁、野外工作者这些职业人士就更加常见。蜂毒成分复杂，主要有蚁酸、组胺样物质、多种酶、神经毒素、溶血毒素等等。蜂类尾部的毒刺与毒腺相连，人被蜇伤时，毒腺中的毒素就会通过毒刺注入人体，造成局部或全身反应。局部反应是指蜇伤的局部会造成剧痛、灼热、红肿或水疱。至于全身反应有两种情况：一种是蜂毒中还含有一种抗原性蛋白，极少数患者一接触到这种蛋白就会出现严重的过敏反应，导致喉头水肿、气喘、心率增快、血压下降、休克甚至昏迷的症状表现；另外一种情况是被大量蜂蜇伤外，体内的蜂毒过多，就会对肾脏、心脏和肝脏产生直接的毒害，造成多器官功能衰竭而致死亡。所以不能小看这小小的伤口，一定要懂得及时处理。

我小时候住在郊区，周围山清水秀。记得读小学时，经常跟我们班的男生去野外玩，大伙儿下河抓鱼，上树摘果，玩得不亦乐乎。玩得太野了，就会遇到险情。有一次，一个调皮的男生不听

其他人劝告，溜进一个养蜂场，结果被蜜蜂蜇了几口，脸都肿起来了，痛得哇哇大哭。我们不知所措地送他回家，正好他祖母在，马上去拿了肥皂水来清洗和涂抹在伤口处，几分钟后，我那同学就安静下来，不哭了，非常神奇。这个方法给我留下深刻印象，我一直记得，但不知其内在机制，直到上大学学医，有机会接触医学文献后，才明白这个方法的原理：原来，蜂毒主要呈酸性，而肥皂水恰好是碱性的，所以拿肥皂水冲洗及涂抹在伤口上，就能迅速中和掉蜂毒，减轻对人体的伤害。工作后由于经常参加学术会议，有一次结识了位军医，吃饭时无意中聊起来这个话题，那位军医告诉我他们部队里还有个办法，就是先用水冲洗伤口，再将两片小苏打片用纱布包裹上，加水淋湿后包裹伤口。这个方法原理和肥皂水一样，也是通过碱性中和酸性的方法来解除蜂毒，两者有异曲同工之妙。

有了专业知识，现在回头想想同学祖母当年救治蜜蜂蜇伤就不觉得神奇了。而且当时她老人家有一个步骤似乎忽略了，就是在用肥皂水处理伤口前，第一步首先应该是先检查检查有无毒刺滞留于皮肤内，如有，则应立即小心拔出，以减少毒素的吸收。拔出的方法，可以用镊子夹，也可以借助胶布，轻贴于局部皮肤，慢慢揭起，将毒刺带出。此外，并非所有蜂蜇的伤口都采用同一个方法。常见的蜂有蜜蜂、黄蜂（又称马蜂、胡蜂）之分，蜜蜂蜇后要用碱性液来冲洗，但黄蜂蜇伤后，则是要用食醋冲洗伤口。之所以用食醋，是因为黄蜂的毒性和蜜蜂不同，不是呈酸性，而是呈碱性，所以用酸性的食醋才能进行中和。这一点是需要大家在自我治疗时区别开来的。另外，如果在野外找不到肥皂、苏打片或醋，又找不到医院、诊所，可就地采摘些植物，比如芦荟叶、蒲公英，将之捣烂外敷于伤口上，以作应急处理。

最后提醒一下，以上处理对于蜂蜇伤轻症是有效的，但如果受到多处蜂蜇伤，或者因为对蜂毒过敏引起了严重过敏反应，以上措施就只能作为应急处理方式，还需尽快送医院进行诊治。

很老很老的老偏方·速查表

办公室老偏方		
症状	老偏方	索引
电磁辐射	每天喝2~3杯绿茶，吃一个橙子。喝绿茶时，同时加入10克黄芪。	P2
腕管综合征	使用鼠标一小时后，掌心向上伸直五指，把鼠标放在掌心，五指用力弯曲抓紧，同时腕关节向掌面方向弯曲；五指放开伸展，腕关节再向掌背方向弯曲。一收一放为1次，连续做15次以上。	P6
手臂痛	肘部佩戴护肘，或者用毛巾缠绕于肘部。	P10
桡骨茎突腱鞘炎	找准手三里穴位，先在该点用力按压揉搓1~2分钟，再以该点为起点，以桡骨茎突为终点，按摩两点连线上的前臂肌肉区域5分钟左右。每天至少进行1次，一周为一个疗程。	P13
耳鸣头痛	每天取干的银杏叶3片，泡茶饮用。 戴耳机听音乐的同时嚼口香糖，或者吃点零食。	P17
空调病	将等量艾叶、冰片、藿香、佩兰、薄荷烘干，混合后磨成细末，取5克磨好的细末用薄棉布装好，即制成中药小香囊。白天将香囊佩戴在脖子上，不定时拿起来用鼻子嗅吸，晚上可取下放在枕头边上。待药粉气味变淡，再重新装入新药。	P21
烟草依赖症	上午、中午、晚上各按摩甜美穴1次，每次10分钟以上，至局部有酸、痛等轻微不适感为佳。在有吸烟欲望时，亦应加强按压甜美穴处。	P25

烟毒侵袭	取黄芪10克、枸杞5克、甘草5克、绿茶包一个，四者放入杯中，冲入沸水，加盖后浸泡10分钟后饮用，每天进行，可解烟毒。	P29
电脑干眼症	取枸杞10克、菊花8朵，用开水冲泡5分钟，先熏眼，再饮用，每日3次。	P32
疲劳反应迟钝	患者取俯卧位，先在背部常规消毒，涂抹润滑油，依次推刮督脉、足太阳膀胱经，见痧即止，每周治疗1~2次。	P36
骨质疏松腿抽筋	将鸡蛋壳烤黄后碾碎，以1:10的比例倒入山西老陈醋浸泡3天以上。在烹调、吃饭时服用该醋。	P40
慢性咽炎	取玄参、麦冬、甘草、桔梗各5克，开水浸泡，代茶频饮。每天使用，2周为一疗程。	P43
视力下降	在患眼同侧的后脑勺枕骨下缘区域及上段颈椎旁寻找压痛点，以按压后眼睛症状有变化为度，找到后在该处用力揉搓按压1分钟左右，每天治疗2~3次，当天即可见效。	P47
过敏性鼻炎	用辛夷3~5朵，用开水冲泡5~10分钟，先用热气熏蒸鼻子数分钟，然后饮用，每日2~3次，七日为一疗程。	P51
口腔溃疡	①将蜂蜜抹在溃疡处，每天4~5次。②猪肝枸杞叶汤，建议一周服用1~2次，可预防此病。	P55

消疲健脑老偏方		
症状	**老偏方**	**索引**
用脑过度健忘	取远志3克，百合10克、鸡蛋1个、龙眼肉10克、大枣5枚，冰糖5克，将鸡蛋打破，与其他药放入炖盅里加水适量，搅匀后蒸熟，每晚服用1次，适合脑力工作紧张的人士长期服用。	P60

244

偏头痛 紧张性 头痛	深按头痛同侧的风池穴处，用力向上方揉搓2秒钟，休息几秒，再用力向左右两边揉搓，连做3～5次，每天至少1次，7天为一个疗程。平常亦可每日进行以预防保健。	P63
顽固性 失眠	每晚入睡前，在枕头旁边放10克左右的生姜丝或细末，连续使用10～30天。	P67
身体 疲累	取西洋参5克、五味子5克、枸杞子5克，夜班时加入适量茶叶共同泡水饮用，可酌加蜂蜜调味。	P70
急躁	深按百会穴，配合收缩小腹肌肉，进行缓慢深呼吸。想象按压头顶百会穴的手指发出一股真气注入体内，将心中的怒气向下打压，同时腹部的吸气亦将心中的怒气向下吸引，在丹田化为无形。	P73
电脑 狂躁症	取合欢花1朵、红枣5颗、冰糖适量，将合欢花、红枣和冰糖一起放入杯中，加入沸水，加盖后浸泡10分钟，可代茶饮服，可于上班时常服用。	P77
犯困 打瞌睡	睡意来临时，用有芳香气味的牙膏刷牙漱口，或直接将牙膏抹于鼻腔黏膜处。也可以将鼻子浸入冷水中，刺激鼻黏膜。	P80
睡眠 障碍	制半夏10克、小米50克，加水500毫升，沸后转小火熬20分钟成粥。每晚睡前1小时喝粥，连用4～7天。	P84

腰酸背痛老偏方

症状	老偏方	索引
颈肩酸 痛僵硬	常做"夹脖子"和"推门框"运动。	P88
腰酸 背痛	趴在地板或硬板床上，双手放于身旁，然后挺胸抬头，双臂用力往身体后伸直，同时腰部用力，带动大腿，让身体反翘起来，做飞燕式运动。	P91
颈性 眩晕	在枕骨下寻找到明显的压痛点，在此进行大力的揉搓，可起到立竿见影的效果。	P95

腿脚酸痛	用生姜5～10克，切片或切丝煎水，加少许红糖，趁热服下，每天至少一杯。	P98
小腿抽筋	首先找到阳陵泉、委中两穴，在此二穴处各深按揉搓3～5分钟，如未能见效，则在阳陵泉与委中两点连线的区域上，慢慢按压寻找，如能找到明显的压痛点，则在该点重按、深压、揉搓。每天治疗1次，连治1～2周，一般即可痊愈。	P100
膝关节痛	在膝盖周围，沿着膝盖边缘慢慢按压寻找，如找到一处明显压痛点（深层有条索样改变更佳），则用力按压至深层骨面处，再大力揉搓数下，力量越大越好。	P103
坐骨神经痛	将擀面杖加热，像擀面一样在臀部滚动，连擀10次，每天1次。7天为一疗程。	P106
背痛	将网球放在胸背部疼痛区域和墙壁之间，反复挤压和滚动，每次5分钟，一天可反复数次。	P110
肩周炎	自行按摩肩前点、肩中点和肩后点。	P113
痔疮	取花椒200克，加水3000毫升，先将花椒浸泡30分钟，煮沸后用小火煎煮10分钟。将煮好的药液倒入盆中，先以蒸气熏蒸痔疮处，再坐浴浸泡患处。	P117
痛风	吃海鲜或其他容易引发痛风的食物时，饮用苏打水200毫升左右。	P120
慢性前列腺炎	提肛运动：收缩上提肛门，然后放松，连做10次以上。	P122
月经病	取当归5克、黄芪25克、鸡蛋2颗、红枣5颗、红糖一勺。将当归、黄芪分别洗净，红枣以温水浸泡掰开，一起放入锅中，加水两碗，煮沸后转小火煮几分钟，待鸡蛋煮熟，即将鸡蛋捞出剥壳后重新放入锅中再煮，以小火煎至剩一碗水左右，放入红糖，再煮5分钟即可。每周服用三次，一个月经周期（即一个月左右）为一个疗程，月经来时停服。	P125

阴囊湿疹	取20片穿心莲片碾成粉末，加甘油100毫升，调成糊状，敷于病灶处，上面再用纱布覆盖后以胶布固定，每次外敷30分钟以上，每天使用2次，一般一周左右即可痊愈。	P129
阳痿	蜈蚣20克，柴胡、当归、白芍、甘草各60克，均干燥后研粉末，混合在一起，分成40份。每次1份，早晚各1次，空腹用一小杯白酒或黄酒送服，20天1疗程。	P132

职场形象老偏方

症状	老偏方	索引
牙垢	刷牙前，含半口山西老陈醋，让醋在口腔里冲漱2~3分钟，然后吐出。含过醋后，刷牙时无需再用牙膏，最后用清水漱净即可。此法每天1次，一周即止，间隔二至三个月后方可再次使用。	P138
口腔异味	取甘草10克、厚朴10克，加入300毫升热水，加盖泡5分钟，用浸泡的水液漱口3分钟。每晚睡前及第二天早上进行1次，配合刷牙、刷舌苔。	P141
皮炎	取一把新鲜韭菜洗净捣烂，加入适量面粉和水调成泥敷患处，以纱布覆盖，用胶布固定，连续外敷1小时以上，每天1次。	P145
痤疮	丹参30克，加水500毫升，大火煎至沸，小火煮20分钟，制成药液，用来擦洗脸部或饮用。	P148
贫血	取胡萝卜、猪肝各100克，黑木耳30克，青椒半个。先将胡萝卜、青椒洗净，切片。木耳用水泡开，猪肝洗净切片，加盐、酒、姜等调料拌匀待用。将猪肝下锅，炒至变色后捞出，再下胡萝卜、木耳、姜、蒜等炒熟，最后放入猪肝同炒，即可食用，每周服用2~3次，连用1~2月。或将以上食材煮汤食用。	P151

手掌干燥脱皮	准备甘草10克、芝麻油50毫升，将甘草在芝麻油中浸泡24小时，一起倒入锅中，小火煎炸至焦枯状，过滤去渣，待凉后涂于裂口处，每日2次，使用2~4周。	P154
皮炎	取食醋500毫升，文火煮至50毫升左右呈糊状，倒入干净容器内。另将苦参20克、花椒5克洗净后放入糊剂内，浸泡1周制成药液，涂抹患处。	P157
臀部肥大	用大黄粉10克，加入适量米酒调成糊状。热敷臀部后，再涂抹上药糊，用纱布覆盖。再以热水袋外敷纱布上进行加热，每次10~20分钟，每天1~2次，一个月为一个疗程。	P161
腹部肥胖	每天饮用500毫升豆奶。	P164
鸡眼	取去核乌梅4~5克，加少许食醋捣烂，再加少许食盐混合均匀，配制成乌梅肉泥。使用时先用热水浸洗鸡眼部位10分钟，将鸡眼外层的硬皮刮去，将乌梅肉泥贴于其上，以无菌纱布包扎固定。每日换药1次，一般1~2周可愈。	P166
汗脚脚气	在洗脚盆中倒入温热水2000毫升，再加入明矾10克，搅动水使明矾融化。泡脚10~15分钟，每晚1次，7天为一疗程，一般使用1~2个疗程即可。	P170

日常内科老偏方

症状	老偏方	索引
脂肪肝	①每天1个大蒜（约10瓣），出外应酬前或应酬时吃。②山楂20克，泡水饮用，每日2~3次。	P176
咳嗽	款冬花10克，紫菀10克，冰糖20克，将款冬花与紫菀用纱布包裹扎紧后，加入冰糖共同加水煎服，2大碗水小火煎至1碗即可，每日1剂，1周为一个疗程。	P179

糖尿病	取新鲜香菇50克、黑木耳30克、生姜10克，将所有材料倒入锅中，加水400毫升，煎煮至250毫升，加入调味料，即可当汤饮用。	P183
胃溃疡	乌贼骨、浙贝母按3:1比例，两药均烘干后研磨成细末，装入密封的瓶子内搅匀，每次取5克细末，用温开水送服，三餐前各服1次，4周为一个疗程。	P186
胸闷	取莲子20克、冰糖或砂糖10克、茶叶适量。莲子用温水浸泡2小时，加冰糖炖烂，倒入茶叶，即可食用。可平时常服，可连服。	P188
胃痛	先在背部脊柱的第十二胸椎棘突的附近区域处按压，寻找明显的压痛点，再右手握拳，置于背后，将食指的拳指关节顶在压痛点处，左手伸掌，与右手相贴。然后站于一面墙前，背部向墙面撞击，连撞10下。每日进行2～3次，1周为一个疗程。	P192
胃反酸	取鸡蛋壳洗净碾碎，放入铁锅中用文火炒黄，研细末后，与黑芝麻粉拌匀，密封保存。每次取6克，饭前半小时服用，每天3次，两周为一个疗程。	P196
胃下垂	①仰卧运动，推按腹部。②取黄芪20克泡水饮，每天3次。亦可配合服用补中益气丸、煲煮枳术黄芪汤。	P198
慢性胃炎	①取田鸡1只，将胡椒15粒放入腹腔内，加入姜、葱等佐料蒸熟，每日吃1只，一个月为一个疗程。②做红枣蒸胡椒、鸡蛋蒸胡椒、胡椒红糖水等食用。	P202
拉肚子	取白术、白芍、陈皮各15克，防风10克，上药加水煎煮10分钟，煎至约100毫升的药液，每日服用1剂，7天为一个疗程。	P205
便秘	胖大海2～3枚，配黄芪10克，一并泡水当茶喝，可加入适量蜂蜜调味。	P209

盗汗	取干燥桑叶若干，研碎末后备用，每晚睡前取9克，用米汤送服，一周为一个疗程。	P212

<table>
<tr><td colspan="3" align="center">特殊职业老偏方</td></tr>
<tr><td>症状</td><td align="center">老偏方</td><td>索引</td></tr>
<tr><td>血铅过多</td><td>①每天下班后嚼服蒜瓣两个佐餐（肠胃敏感者不适用）。②食用猕猴桃，每天下班后吃一个。</td><td>P216</td></tr>
<tr><td>中暑</td><td>用刮痧板或1元钱硬币，在背部、胸部、肘窝、窝处刮痧，以出现深红色或紫红色的痧斑块或者痧条块为度。刮痧时，可准备好润滑油、清凉油、温热水作为润滑剂。</td><td>P220</td></tr>
<tr><td>慢性荨麻疹</td><td>玉屏风散粥：取防风、黄芪各15克，白术20克，大米50克，砂糖适量，先将三味中药加水两大碗，煮至一碗水，去渣，放入大米煮粥，每日1次。</td><td>P224</td></tr>
<tr><td>耳鸣耳聋</td><td>将吴茱萸10克研粉，每晚取吴茱萸末加食醋适量，调成湿泥丸状，用胶布贴敷于双侧涌泉穴，每日1次，一月为一疗程。</td><td>P227</td></tr>
<tr><td>职业性哮喘</td><td>用瓶子装上热开水，待水温降至温热不烫的程度时，张开口将湿热的水蒸气吸入肺里（如觉得温度过高过烫，应再等待水温下降），每次吸5~10分钟。期间如果水温降低，再重新换上热水。</td><td>P231</td></tr>
<tr><td>电光性眼炎</td><td>取少量冰冻过的冷牛奶滴入眼里，间隔半分钟或1分钟滴1次，连滴5~10次。</td><td>P235</td></tr>
<tr><td>慢性支气管炎</td><td>取苦杏仁约150颗，装入玻璃瓶内，用老陈醋将杏仁完全浸泡，加入适量冰糖，密封3~4个月，取出服用，每日服用3颗（总量5克左右，不超过9克），连服1个月左右。</td><td>P238</td></tr>
<tr><td>被蜂蜇伤</td><td>如遇蜜蜂蜇伤，先检查有无毒刺残留，再用肥皂水冲洗及外涂患处，或将2片小苏打片用纱布包裹，加水淋湿后外敷于患处，注意外敷时间不超过24小时。</td><td>P241</td></tr>
</table>

《很老很老的老偏方，小病一扫光》热卖中！

医学博士收集编写的最古老、最齐全、最安全
巧治常见病的经典老偏方
速查速用，值得珍藏

偏方来源：传统经典医药典籍，经过民间千年验证和作者多年医疗实践。

撰写原则：既见效，又安全，既管用，又省钱。

所治病症：晕车晕船、打嗝、肥胖、失眠、神经衰弱、醉酒、贫血、头皮屑、狐臭、谢顶、青春痘、老年斑、脚气、鼻炎、口臭、牙痛、眼疲劳、腹泻、偏头痛、便秘、咳嗽、痔疮、腰痛、肾虚、痛经、阳痿早泄、妊娠纹、更年期综合症等。

适用群体：日常病、部分初发病、慢性病及疑难杂症患者

偏方取材：

1、食材。生姜、枸杞、鸡蛋、核桃、韭菜、黑豆、红枣、花生、芹菜、山楂、洋葱、白果等。

2、药材。川红花、桑叶、葛花、首乌、熟地、陈艾、甘草、白芥子等。

3、辅材。刷子、棉片、药水、药膏、单杠等。

药材售地：中药店、菜市场、超市、网络等。

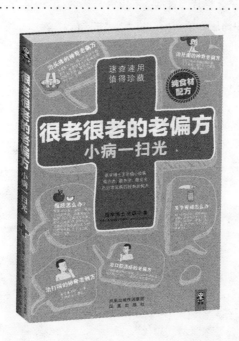

《很老很老的老偏方，女人烦恼一扫光》热卖中！

医学博士收集编写的最古老、最齐全、最安全
巧治女人烦恼的经典老偏方
速查速用，值得珍藏

偏方来源：传统经典医药典籍，经过民间千年验证和作者多年医疗实践。

撰写原则：既见效，又安全，既管用，又省钱。

所治病症：

美容老偏方	美白、保湿、晒伤、油性肌肤、黄褐斑、毛孔粗大等
抗衰老偏方	去皱、脱发、老年斑、皮肤老化、脸色不好等
瘦身老偏方	减肥、体型不均、降血脂、瘦脸、萝卜腿、象腿等
筋骨老偏方	手脚发凉、关节疼痛、足跟痛、闪腰、颈肩疼等
妇科老偏方	痛经、月经过多、月经不调、阴道炎、下身瘙痒等
房事老偏方	房事后腹疼、排卵期出血、性冷淡、阴道干涩等
美乳老偏方	丰胸、乳腺炎、乳腺增生、胸部下垂、乳房胀痛等
孕产老偏方	不孕、妊娠期感冒、习惯性流产、回乳、安胎等
心理老偏方	经前郁闷、焦虑、失眠、胸闷气短、更年期综合征等
生活老偏方	便秘、结石、耳鸣、老慢支、久咳不止、老寒腿等

偏方取材：

1、食材：西红柿、鸡蛋、红枣、木耳、葡萄等。

2、药材：桑叶、芍药、甘草、荷叶等。

3、辅材：刷子、棉片、香烟、毛巾等。

药材售地：中药店、菜市场、超市、网络等。

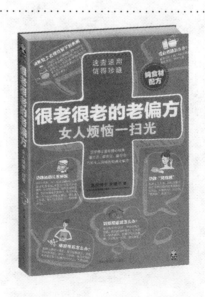